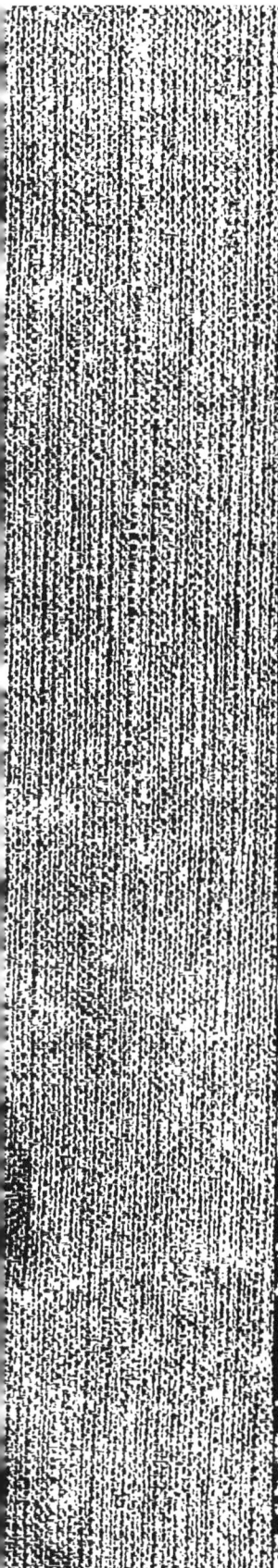

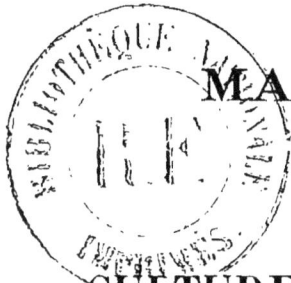

MANUEL

DE

CULTURE PHYSIQUE

OUVRAGES DU MÊME AUTEUR

Hygiène des animaux domestiques dans la production du lait. — MASSON, éditeur.

Les méthodes pratiques en Zootechnie. — MASSON, éditeur.

L'hygiène pour Tous (3ᵐᵉ édition). — MASSON, éditeur.

L'hygiène des Sédentaires. — Librairie universelle.

MANUEL

DE

CULTURE PHYSIQUE

PAR

C. C. PAGÉS

Docteur en médecine, Docteur ès sciences,
Vétérinaire délégué de Paris et de la Seine.

*« Ne cesse pas de modeler
ta statue. »*

86 FIGURES DANS LE TEXTE

PARIS (VIe)

VIGOT FRÈRES, ÉDITEURS

23, PLACE DE L'ÉCOLE-DE-MÉDECINE, 23

1911

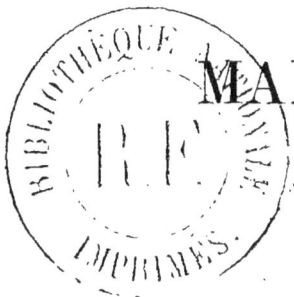

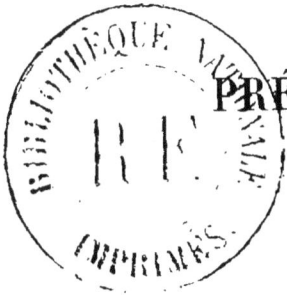

PRÉFACE

La culture physique est le développement
par l'exercice, de toutes les fonctions hormis
l'intelligence. Son domaine beaucoup plus
grand que celui de la culture intellectuelle,
immense peut-on dire, s'étend d'un côté, par
la nutrition, jusqu'aux racines de la vie organique, et de l'autre, par les sens, jusqu'au
sommet de la vie animale. Néanmoins elle
s'adresse surtout à la fonction neuromus-
culaire (centres nerveux moteurs, nerfs
moteurs et muscles), parce qu'elle est de
beaucoup la plus modifiable, et qu'elle tient
sous sa dépendance toute l'activité.

Ce n'est pas seulement par son étendue,

mais aussi par son importance que la culture
physique doit avoir la *précellence* sur la culture intellectuelle, ainsi que les Grecs le voulaient avec Platon. Bien se porter, être beau
et fort à un certain degré, sont les conditions
premières de notre *bonheur* comme de nos
devoirs : sans elles on ne saurait goûter les
plaisirs de la vie, ni accomplir le devoir
essentiel, qui est bien la *réalisation de quelque
chose d'incontestablement utile*, comme le
veut ce précepte fondamental de *l'Avesta :
l'obéissance à la vraie foi est dans la vigou-
reuse culture du blé*.

Au point de vue éducatif surtout, la supériorité de la culture corporelle sur celle de
l'intelligence seule est éclatante ; nous avons
plus de paresse ici que là, ainsi que le dit
fort justement La Rochefoucauld ; et si l'on
veut acquérir sûrement les *bonnes habitudes*,
base de toute éducation rationnelle, c'est par
le muscle qu'il faut commencer. Ainsi *les
bonnes habitudes du corps doivent précéder
et soutenir les bonnes habitudes de l'âme.*

Ces brèves considérations suffisent pour montrer que la *culture physique est le premier des arts;* et j'en arrive de suite à la façon dont il convient de l'enseigner.

L'homme et la femme sont trop différents, physiquement aussi bien que moralement, pour être tributaires des mêmes moyens de perfectionnement. Je les étudierai donc séparément; mais j'accorderai à la Culture physique de l'homme une importance beaucoup plus grande qu'à celle de la femme, parce qu'il porte à un plus haut degré la spécialisation des aptitudes, et qu'il domine nettement dans la perpétuation de l'espèce.

Chez l'un comme chez l'autre, il s'agira d'abord des méthodes de culture convenant à l'individu moyen : *c'est la culture physique proprement dite ;* puis de la conduite, à travers ses divers âges, de chaque individu vers un état physique meilleur : c'est l'*éducation physique.*

A propos de la culture physique proprement dite, je distinguerai les exercices de

pure culture, c'est-à-dire sans but immédiat, des exercices d'application, les uns de
simple agrément et les autres d'utilité ; et
parmi les premiers, je séparerai aussi les
exercices généraux des exercices spéciaux
de santé, de beauté ou de force. La table
suivante résume cette division.

TABLE ANALYTIQUE

PREMIER LIVRE
CULTURE PHYSIQUE DE L'HOMME

PREMIÈRE PARTIE
DE L'EXERCICE MOYEN OU CULTURE PHYSIQUE PROPREMENT DITE

TITRE PREMIER
Exercices de culture

LIVRE II

CULTURE PHYSIQUE DE LA FEMME

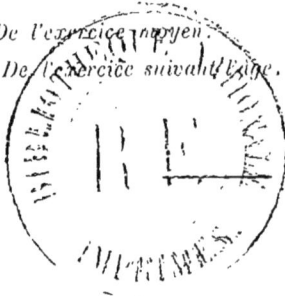

LIVRE PREMIER

CULTURE PHYSIQUE DE L'HOMME

PREMIÈRE PARTIE

DE L'EXERCICE MOYEN OU CULTURE PHYSIQUE PROPREMENT DITE

TITRE I

EXERCICES DE CULTURE PURE

SOUS-TITRE I

EXERCICES GÉNÉRAUX

J'appelle ainsi les exercices qui conviennent à tous ; on pourrait les désigner tout aussi bien sous le nom de *fondamentaux* parce qu'ils constituent la base de la culture physique. Ce sont les exercices de plein air : marche, course et saut.; et les exercices de chambre : exercices aux appareils élastiques, exercices d'altères, exercices aux appareils à résistance continue et exercices à mains libres.

1

CHAPITRE 1

EXERCICES DE PLEIN AIR

§ 1. — Marche.

La marche est tout aussi bien le premier des exercices de culture que le premier des exercices naturels. Elle aura lieu le matin, après les quelques minutes de repos qui doivent suivre le petit déjeuner ; sur un sol dur et régulier, permettant sans fatigue une allure assez rapide et en extension ; dans un lieu assez élevé pour se débarrasser à bonne heure des brumes matinales et recevoir la première clarté ; assez loin des hommes et assez près des plantes pour offrir un air purifié et enrichi, pour ainsi dire *remis à neuf;* avec des habits de demi-saison (à moins d'un froid intense), pour se protéger un peu contre la fraîcheur du matin et plus encore pour favoriser une légère transpiration, et des souliers très légers, à talons larges et bas.

L'attitude habituelle des Occidentaux en marche est trop droite : elle cambre le rein et n'impose pas aux muscles extenseurs du tronc

un effort suffisant. On se penchera donc légèrement en avant, le rachis bien droit.

Cette marche durera de 40' à une heure, entre
sept et huit heures au jour moyen, et la distance parcourue ne dépassera pas 5 kilomètres.
Les longues marches, dont les citadins sont si
friands, fatiguent immédiatement et épuisent
à la longue; pour le moins elles s'accompagnent
d'une certaine torpeur après le repas de midi,
et n'invitent pas plus tard, ni au travail intellectuel, ni à de nouveaux exercices. Une fois
par mois seulement, la marche matinale durera
deux heures, de sept à neuf heures je suppose, et
la distance parcourue sera de 9 à 10 kilomètres;
ce jour, on ne fera d'autre exercice, l'après-midi,
qu'une courte promenade.

Les plus vigoureux pourront entrecouper la
marche matinale habituelle de quelques poussées de vitesse (50 à 100 mètres). Ceux qui
seraient empêchés de courir l'après-midi, devront *sprinter* le matin, c'est-à-dire courir de
toutes les façons comme il est dit plus loin : la
marche servira alors de repos. Tous auront
avantage à exécuter çà et là, une dizaine de
fois de suite, des flexions alternatives des bras et

des jambes, celles-ci étant fortement bridées, au moment de leur flexion extrême, par les mains croisées au devant des genoux, tout au moins par une, ainsi qu'il est recommandé au 5ᵉ intermède du second exercice de chambre.

§ 2. — Course.

Pour aussi avantageuse qu'elle soit, la marche ne saurait dispenser de la course : celle-ci donne une musculature basse plus forte, un appareil circulatoire plus puissant, et surtout un sang plus riche. Que d'individus cherchent vainement dans la marche une vigueur physique que la course seule peut donner ! Que d'obèses demandent à l'une l'amaigrissement qu'ils obtiendraient facilement par l'autre ! La *graisse résiste souvent à la marche, elle ne résiste jamais à la course.*

Hormis les poussées de vitesse matinale dont il a été question ci-dessus, la course aura lieu l'après-midi, lorsque la digestion sera à peu près terminée, c'est-à-dire entre trois heures et demie et six heures, suivant le tempérament, et comprendra : cinq jours par semaine, 400 mètres à une allure modérée, suivis bientôt de

100 mètres en vitesse ; un jour par semaine, la
reprise de la course précédente avec augmentation de vitesse ; enfin une fois par mois, une
course de 800 à 1.500 mètres. Les courses de ·
fond sont à rejeter ; elles conduisent forcément
à cette *gent légère par maigreur et par vouloir*
dont parle Dante dans son *Enfer* [1].

On ne saurait fixer une vitesse commune à
des individus très différents. La seule règle est
d'arriver frais, c'est-à-dire de pouvoir aisément,
à ce moment, parler, siffler, appeler de loin, se
défendre ou secourir. Pour cela il faut courir
seul et penser plutôt à sa santé qu'aux performances. Il sera ainsi inutile de s'arrêter, à plus
forte raison de s'asseoir, entre deux courses ;
celles-ci entrecouperont simplement la promenade vespérale.

Le poumon et le cœur ne vont pas toujours de
front ; on peut être essoufflé sans accélération
notable du pouls, et accéléré du pouls sans essoufflement notable. L'essoufflement se montre ;
l'accélération du pouls se cache ; et l'on ne

---

1. Les boxeurs s'entraînent sur route le matin seulement
pour deux raisons : ils cherchent à maigrir le plus possible ;
l'après-midi est consacrée au travail de salle, très dur d'habitude.

saurait trop recommander à ceux qui sont exposés à la tachycardie (il en est beaucoup dans les névropathes) d'écouter un peu leur cœur ou de tâter leur pouls au cours de l'exercice d'après-midi. Si le cœur s'accélère beaucoup, il faut ralentir l'allure et même reprendre la promenade, quand bien même l'on ne serait pas manifestement oppressé.

Chaque forme de course a ses avantages. Outre l'alternance de lenteur et de vitesse déjà signalée ; outre la course en extension moyenne habituelle, on aura recours de temps à autre : à la *course glissée*, lente, mais durable et très économique, tant recommandée par Raoul et Régnault sous le nom de course en flexion, à cause de l'attitude ordinaire du corps ; à la *course sautée*, rapide et courte, mais puissante, surtout quand elle a lieu sur l'avant-pied, à la façon Müller et Pini : elle fortifie alors étonnamment les muscles abdominaux et s'oppose, plus efficacement que tout autre exercice, à la « poussée du ventre » ; aux courses à reculons, de côté, sur un pied, toutes très courtes. La course à cloche-pied pourra être un moyen d'égaliser le développement des jambes.

§ 3. — Saut.

Le saut complète très heureusement la marche et la course ; il développe davantage la partie inférieure du tronc et les jambes ; il fortifie particulièrement le triceps crural et le coup du pied, la cheville, comme le fait remarquer Hébert ; enfin, et c'est là sa fonction la plus spéciale, il donne la *détente*, c'est-à-dire la faculté de transformer en mouvement, instantanément et comme d'un coup de fouet, l'énergie de tension accumulée préalablement dans l'arc moteur. Ce développement du triceps et cette détente ont une telle influence sur la force athlétique que Sée a pu dire : « Voulez-vous lever lourd ? Sautez. »

On sautera de toutes les façons : de bas en haut, de haut en bas, horizontalement et d'une façon intermédiaire ou *combinée ;* sur un pied et à pieds joints, avec ou sans corde, avec ou sans altères, avec ou sans élan ; mais le saut préféré, le *véritable saut*, sera le *saut à pieds joints combiné*, c'est-à-dire en longueur et en hauteur à la fois ; tantôt unique et tantôt en série, de façon à demander successivement aux muscles leur action directe et leur action inverse ou opposante (extension et contre-flexion), et à assurer ainsi les trois principales phases du mouvement : impulsion, amortissement et restitution. Pour aussi puissante que soit l'action amortissante et restitutive, le choc sur un sol dur présente quelques dangers, particulièrement dans le saut en longueur avec élan ; et il faut avoir soin de mettre de la terre fraîchement remuée ou du sable à l'endroit de la chute.

Le moment du saut variera suivant les circonstances : ce sera tantôt entre deux exercices de chambre dans une cour ou un jardin, et tantôt entre deux courses, en plein champ. Un très petit nombre de sauts suffiront, à condition d'y apporter une grande énergie. Ce n'est que dans le cas où l'on voudrait acquérir un souffle exceptionnel, qu'il faudra sauter longuement à la corde, à la façon des boxeurs.

CHAPITRE II

EXERCICES DE CHAMBRE

Ces exercices ont pour but de mettre en action les muscles qui n'interviennent pas directement dans la locomotion, et de demander aux muscles locomoteurs eux-mêmes les mouvements qui ne leur sont pas habituels. J'en distinguerai quatre ; par ordre d'importance :

Les exercices aux appareils élastiques ;
— d'altères ;
— aux appareils à résistance continue ;
— à mains libres.

§ 1. — Appareils élastiques.

On pourrait les appeler appareils Sandow, du nom de l'athlète-professeur qui les a introduits en culture physique. Ils reposent sur ce principe indiscutable que le caoutchouc est l'opposant artificiel qui se rapproche le plus de l'opposant naturel (muscles ou tissu élastique) et

1*

qui le remplace le plus complètement. Il a même sur ce dernier certains avantages : sa résistance croissante, qui invite à des contractions à fond ; sa rétraction naturelle, qui ramenant sans effort ou avec un effort insignifiant, les membres déplacés à leur position première, donne au travail un caractère demi-passif ; d'exiger une intervention si faible, tout au moins si régulièrement cadencée de la volonté, qu'on peut s'y livrer presque en dormant ; enfin une variation pour ainsi dire discrétionnaire de la force, qui en fait tantôt et d'habitude un simple *guide pour la volonté*, et tantôt un instrument athlétique de premier ordre.

Pour éviter les accidents, on se servira de cordons élastiques entoilés ; et cet entoilage sera assez riche en gomme pour que l'élasticité reste au moins 1 1/2, c'est-à-dire que 1 centimètre donne 2 centimètres et demi en tout. En réfléchissant ces cordons sur des poulies de façon que la plus grande partie soit contre mur, on pourra leur donner de grandes dimensions et exécuter, sans trop de déplacements préalables, les mouvements les plus étendus.

Avec Sandow, Mac-Faden et autres, je ne demande aux élastiques qu'une faible résistance ; et je prends des cordons de 5 millimètres de diamètre en moyenne. De cette façon je puis exécuter, sans fatigue aucune, vingt fois de suite les mouvements durs, et cent fois au moins les mouvements doux. C'est à cette condition seulement que les développeurs deviennent *les appareils à la fois les plus faibles et les plus puissants de la gymnastique moderne.*

Les nombreux appareils répandus aujourd'hui dans le commerce sont plus favorables au développement des bras et de la poitrine, que le public admire, qu'à celui de cette région que j'ai appelée *corsage*, comprise entre deux parallèles passant, l'une au niveau des hanches fémorales et l'autre à la pointe du sternum, et qui est bien pourtant, comme le veulent les Japonais, la partie du corps qu'il convient le plus de fortifier. Ils négligent aussi le cou, dont la musculature est cependant une beauté mâle de premier ordre, en la partie postérieure surtout, tant prisée dans le Midi sous le nom de *coupet*.

Pour cette raison j'ai dû en établir d'autres.

Deux modèles étaient nécessaires : l'un permettant le mouvement des bras en avant et en arrière du corps immobile : c'est l'*exerciseur mural* ou *petit exerciseur ;* l'autre plus puissant, de plein corps pourrait-on dire, parce qu'il permet de se placer dans l'axe même de l'appareil : c'est l'*exerciseur de porte* ou *grand exerciseur* [1].

Les exercices de chambre auront lieu l'après-midi, le fort de la digestion une fois passé, c'est-à-dire vers trois heures et demie pour un estomac ordinaire. On prendra le petit exerciseur une fois sur trois au jour moyen, un peu plus l'été que l'hiver, et le grand exerciseur les autres jours. Trois ou quatre fois par an, particulièrement au moment de la canicule, les exercices de chambre seront suspendus ; on en profitera pour courir un peu plus fort, à la fraîcheur du soir.

Ne vous arrêtez pas lontemps au cours de l'exercice : ce serait en compromettre les bons effets, surtout la sudation. Exercez-vous seul pour ne pas être ni excité, ni distrait ; et si

1. J'ai confié la construction de ces appareils à Tirelli, avenue de la République, n° 99, Montrouge (Seine).

malgré cela quelque méditation vient à la tra-
verse, rejetez-la. Soyez donc à vos muscles, et
rien qu'à vos muscles ; à cette condition seule
vous pourrez n'y employer qu'une attention
très légère et pas du tout épuisante.

A. — *Petit exerciseur.*

Cet appareil comprend : 2^m,80 environ de rond
élastique ; deux poulies et deux poignées en bois ;
une têtière mi-cuir, mi-élastique ;
une monture en fer des poulies,
poignées et caoutchoucs (*fig.* 1).

Pour le fixer, on visse sur le
dormant d'une porte ou sur du
bois en plein mur, trois pitons
ouverts placés : le premier aussi
haut qu'on peut atteindre ; le
second au niveau de la figure ;
le troisième, ras du plancher,
l'ouverture en bas ; et trois pitons
fermés situés, les deux premiers
à 1^m,25 et le troisième à 1 mètre
seulement des pitons ouverts (la
dernière distance se compte forcément en remontant). De cette
façon on réduit autant que pos-
sible la partie directe de l'extenseur pour augmenter d'autant la partie réfléchie.

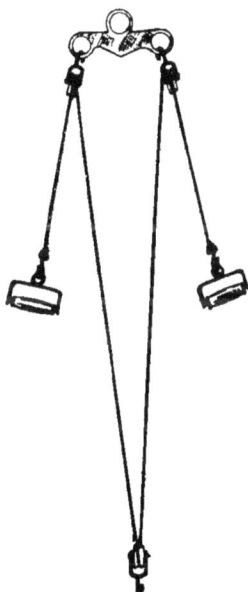

FIG. 1.
Petit Exerciseur.

L'appareil peut être fixé en haut, en bas, ou au milieu, le plateau des poulies aux pistons ouverts et le crochet aux pitons fermés correspondants; il doit être légèrement tendu au départ.

Avec ce développeur comme avec le suivant, on doit exécuter de suite, autant que possible, deux séries de mouvements opposés, et séparer les doublets par des exercices à mains libres, des exercices de jambes principalement. Voici les principaux de ces mouvements.

Ier DOUBLET [1]

a) Appareil en haut.

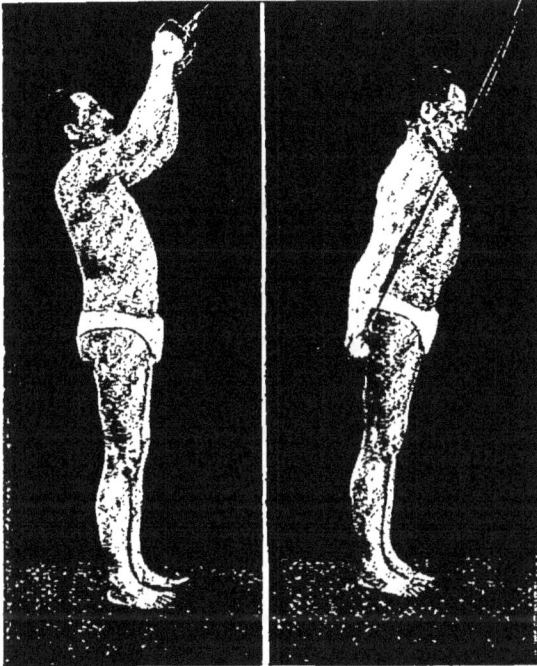

(Photographie MAGE.)

FIG. 2. — Départ.   FIG. 3. — Arrivée.

Traction en bas et en arrière avec passement des bras
sur les côtés du corps.

Fortifie les muscles abdominaux et favorise le péristaltisme intestinal; développe beaucoup l'épaule si l'on a soin de porter les bras
en arrière; développe aussi les avant-bras si l'on serre avec une
force croissante du commencement à la fin.
100 fois de suite et plus; se soulever la moitié du temps sur la pointe
du pied par 10 fois.

1. Pour plus d'exactitude, les exercices ont été posés par l'Auteur lui-même.
Et puisque l'on doit autant que possible montrer sur soi les bons effets des
méthodes de culture que l'on préconise, malgré les tromperies dont cette
montre est l'occasion, voici ce qui me concerne :
54 ans. — Mauvaise origine. Maladie nerveuse *atterrante* en la jeunesse;
menaçante encore, quoique sous une forme nouvelle, au premier déclin; plus
douce depuis.

Iᵉʳ DOUBLET

(*b*) Appareil en bas.

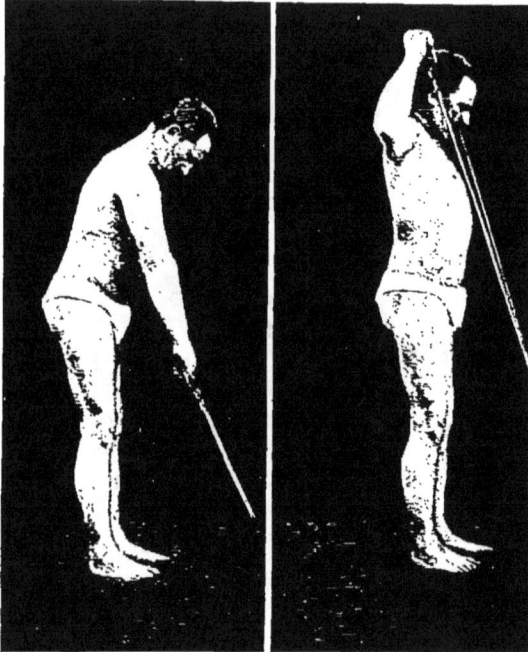

FIG. 4. — Départ.   FIG. 5. — Arrivée.

Traction en haut et en arrière avec écartement des bras.

Fortifie le dos, le rein, la croupe et l'épaule ; favorise aussi le péristaltisme intestinal

30 à 50 fois.

1ᵉʳ **Intermède :** *Ex. Gulam.*

S'accroupir et se relever en faisant à tout coup deux pas en avant ou
en arrière.
Fortifie surtout la cuisse ; un peu le mollet, côté externe

30 fois.

2me DOUBLET [1]

(Appareil au milieu jusqu'à la fin.)

(a) Face au mur.

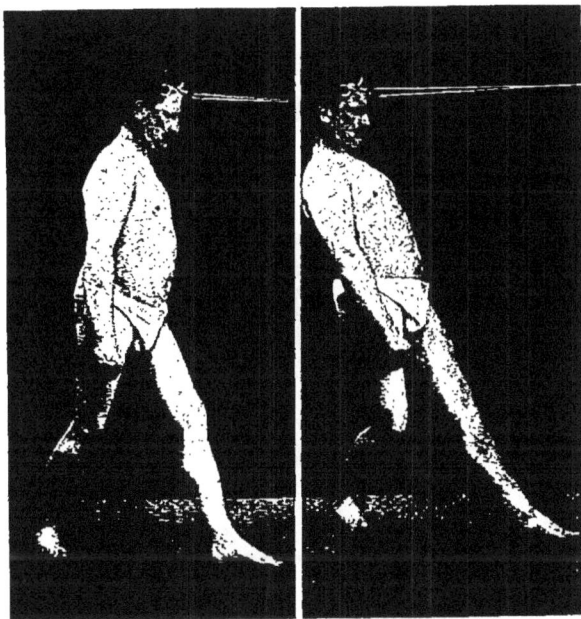

Fig. 6. — Départ.   Fig. 7. — Arrivée.

Extension du tronc avec rejet en arrière, en garde longue.

Fortifie le cou, le dos et le rable.
30 fois de chaque côté.

Placer la main sur les muscles qui se contractent :
Fessiers, quadriceps, etc.

1. Enlever les poignées et mettre la têtière.

2me DOUBLET

(b) Dos au mur.

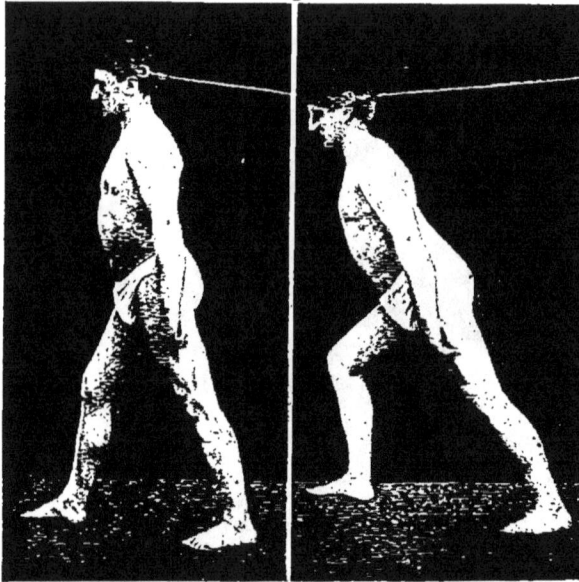

FIG. 8. — Départ.   FIG. 9. — Arrivée.

Flexion du tronc avec projection en avant, en garde longue.

Fortifie les abdominaux, les fléchisseurs du cou, et même les pectoraux, qu'on doit saisir de l'une des mains libres.

30 fois de chaque côté.

2me Intermède : *Ex. Iousouf.*

Étant à 0^m,80 environ de la barre d'appui d'une fenêtre, à la rigueur d'un mur, se laisser tomber sur cette barre ou contre ce mur et se rejeter vivement en arrière, tantôt de face et tantôt un peu obliquement.

Développe particulièrement le triceps brachial, toujours moins volontaire que le biceps.

On peut aussi faire cet exercice sur le plancher, à la façon Gulam, en s'appuyant seulement sur les mains et la pointe des pieds.

3me DOUBLET [1]

(a) **Face à l'appareil**, *mais très obliquement.*

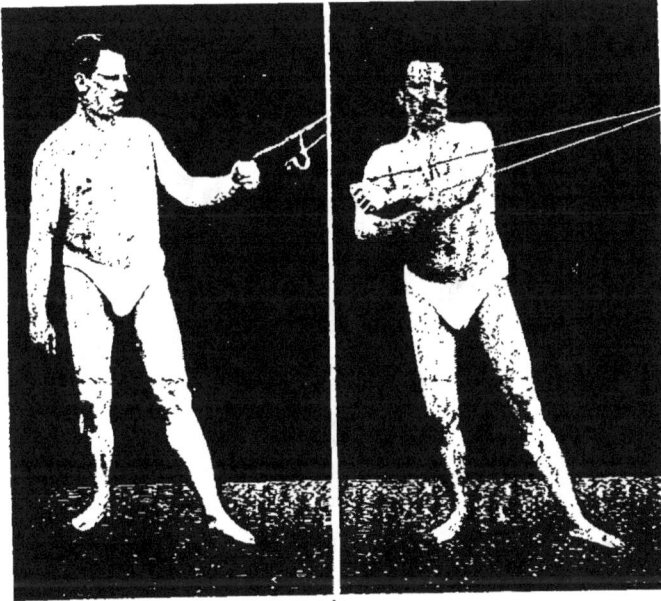

FIG. 10. — Départ.   FIG. 11. — Arrivée.

Traction du bras d'avant avec rotation du corps de ce côté.

Fortifie les pectoraux et les obliques de l'abdomen.

20 fois de chaque côté.
Prendre de la main libre le pectoral qui se contracte.

1. Enlever la tétière et remettre les poignées.

3me DOUBLET

(b) **Face** à l'appareil, mais obliquement.

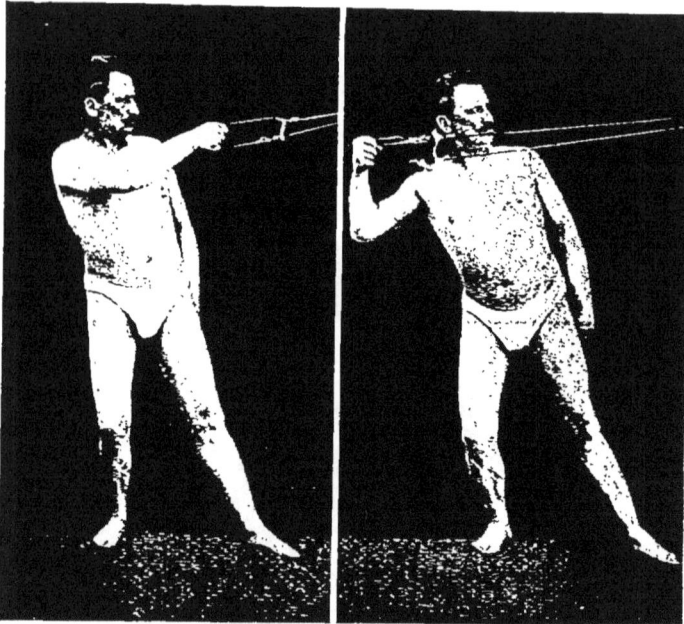

FIG. 12. — Départ.   FIG. 13. — Arrivée.

Traction du bras d'arrière avec rotation du corps de ce côté.

Fortifie les muscles de l'épaule.
20 fois de chaque côté.

3me Intermède.

Soutenu par les bras sur le dossier de deux chaises, relever plusieurs
  fois de suite les jambes raidies, jusqu'à l'équerre si possible, et les y
  maintenir un instant.
On peut encore, étant courbé sur le plancher, relever les jambes
  raidies en décrivant un arc de cercle, plus ou moins suivant la
  souplesse.

4ᵐᵉ DOUBLET

(a) Face à l'appareil.

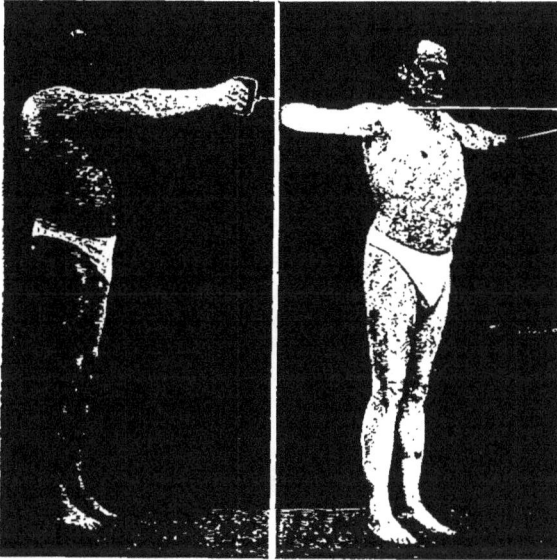

FɪG. 14. — Départ.   FɪG. 15. — Arrivée.

Écarter et rapprocher les bras allongés horizontalement.

Fortifie beaucoup les muscles fixateurs de l'épaule, en arrière ; élargit la poitrine.
10 à 20 fois jambes unies et 10 fois de chaque côté étant en garde.

(b) Dos à l'appareil.

La figure 15, bras un peu plus en arrière, représente le départ ;
la figure 14, l'arrivée.

Rapprocher et écarter les bras allongés horizontalement.

Fortifie les pectoraux ; élargit la poitrine.
10 fois jambes unies, 10 fois de chaque côté, étant en garde.

4ᵐᵉ Intermède.

E.r. du dormant. — Bien droit contre le dormant d'une porte, faire
des extensions simultanées du dos et des bras, **en pressant fort**
contre la porte ; puis des extensions et flexions du rein ; se raidir ensuite et se frotter dos, bras et jambes contre l'angle du dormant ;
enfin se redresser et chercher à obtenir la plus grande taille.
Par analogie à ce qui est chez les bêtes, on pourrait appeler cet exercice *la
palussade.*

5me DOUBLET

(a) Face à l'appareil.

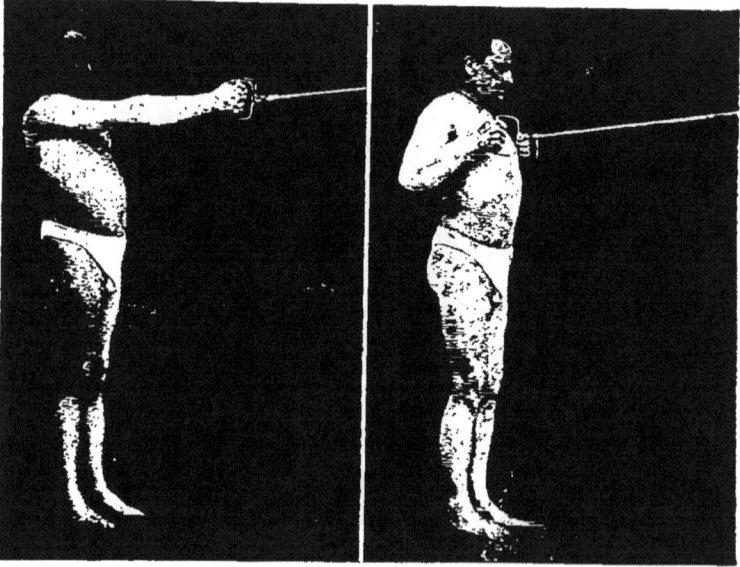

FIG. 16. — Départ.   FIG. 17. — Arrivée.

Fléchir et étendre les bras ; développe le biceps.

10 à 20 fois jambes unies, 10 fois de chaque côté, étant en garde.

(b) Dos à l'appareil.

La figure 17 représente le départ et la figure 16 l'arrivée.

Etendre et fléchir les bras ; développe le triceps.

10 fois jambes unies, 10 fois de chaque côté étant en garde.

Il est bien entendu qu'on serre les poignées toutes les fois qu'on s'en sert. de façon à développer l'avant-bras et la main ; ce qui ne dispense pas des moyens si simples que j'ai recommandé ailleurs: serrer et tordre en tous sens le journal qu'on vient de lire ; faire une boulette de papier qu'on roule avec le pouce contre les autres doigts, à la façon TRIAT.

5me **Intermède.** — Faire plusieurs fois le tour de la chambre en fléchissant à fond la jambe sur la cuisse et la cuisse sur la jambe ; à la fin du mouvement, prendre la partie haute du tibia avec les mains croisées et faire un effort d'extension avec adduction de la cuisse.

Fortifie les fléchisseurs de la jambe et de la cuisse et les adducteurs de la cuisse ; maintient toute l'étendue de la flexion.

6ᵐᵉ DOUBLET

(a) **Face** à l'appareil.

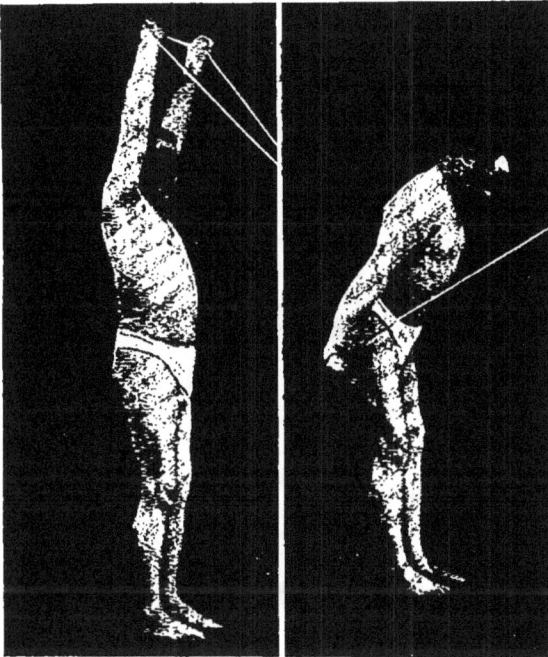

Fig. 18. — Départ.   Fig. 19. — Arrivée.

Abaisser et relever les bras vivement,
avec une sorte de battement.

Développe les fléchisseurs du tronc, et active la circulation abdominale.

20 fois pieds unis, 10 fois de chaque côté étant en garde.

6me DOUBLET

(b) Dos à l'appareil.

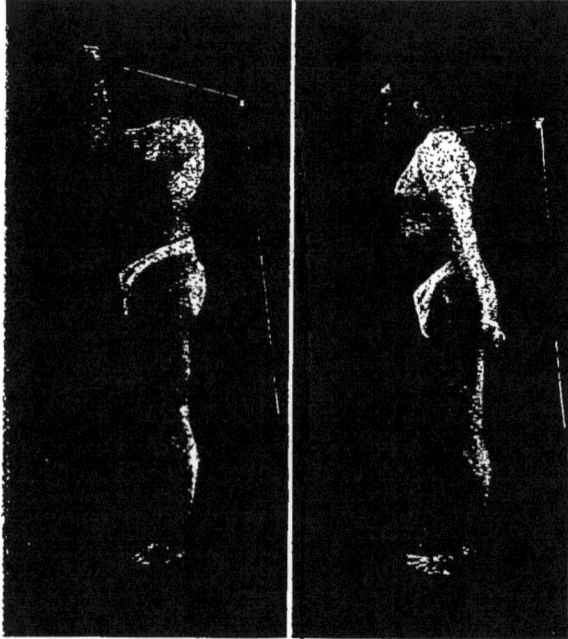

Fig. 20. — Départ.   Fig. 21. — Arrivée.

Poignées à hauteur de la tête, abaisser les bras en décrivant un arc de cercle : l'épaule doit s'arrondir sous les élastiques, et le ventre se contracter énergiquement.

C'est un des mouvements favoris de Sandow et un de ceux qui ont le plus contribué à lui donner sa forte musculature abdominale.

6me Intermède. — 10 fois le Gulam du début.

Puis faire quelques tours de chambre sur la pointe des pieds ; enfin simuler un saut à la corde, jambes très obliques en avant.

Quelques **exercices respiratoires** çà et là, lorsque la position du corps y invite.

B. — *Grand exerciseur.*

Le meilleur soutien d'un exerciseur est la baie d'une porte : on y place les caoutchoucs à la hau-

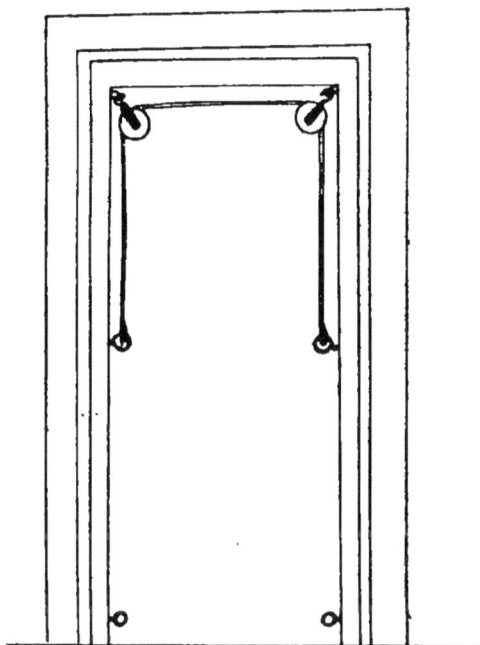

Fig. 22. — Grand exerciseur.

teur que l'on veut, les deux tiers au moins réfléchis, et il est facile de se mouvoir en tous sens, aussi bien dans l'axe de l'appareil qu'en avant ou en arrière ; les mouvements y sont très variés et l'on peut, sans ennui, s'y exercer au moins quarante minutes; ils y sont surtout plus puissants : c'est bien le *développeur de plein corps;* enfin la construction en

2

est des plus faciles et des moins coûteuses. S'il est
un développeur de chambre d'avenir, c'est incontestablement celui-là.

Il comprend 5 mètres environ de rond élastique,
deux grosses poulies et deux crochets. Pour le fixer,
vissez dans la baie d'une porte huit pitons fermés :
deux à 2 mètres de hauteur, deux au niveau des
clavicules, deux à 1 m. 15 des supérieurs et deux
à 30 centimètres du plancher : les pitons n° 1 ser-
viront uniquement pour les poulies, et les pitons
n° 3 pour les extenseurs, les pitons 2 et 4 recevant
alternativement les poulies et les extenseurs.
Montez l'appareil ainsi que dans la figure 22, les
cordons passés en double dans les poulies et les
crochets aux pitons correspondants.

Les principaux mouvements que comporte cet
appareil forment quatre doublets ; mais, comme
on est obligé à chacun de ceux-ci de déplacer
les extenseurs, il est commode d'exécuter de
suite tous les mouvements du haut ou tous ceux
du bas.

Ier DOUBLET (1re PARTIE)

(a) **Côté à l'appareil** (un seul bras).

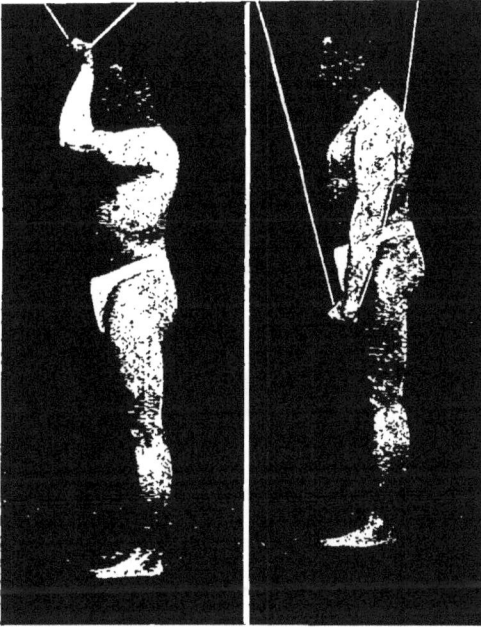

FIG. 23. — Départ.   FIG. 24. — Arrivée.

Traction sur un seul cordon : successivement flexion
et extension des bras.

Développe les muscles fléchisseurs et extenseurs des bras.

40 fois à droite, 30 fois à gauche.

Ier DOUBLET (1re PARTIE)

Face à l'appareil (*à deux bras*).

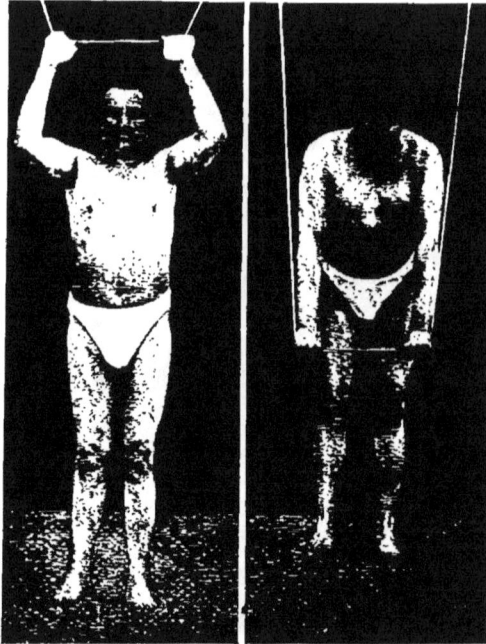

Fɪɢ. 25. — Départ.   Fɪɢ. 26. — Arrivée.

Traction sur les deux cordons réunis ; successivement
flexion et extension des bras.

Action du précédent et en outre gymnastique abdominale
de premier ordre.

1er **Intermède.** — *Ex. Gulam*, comme pour le petit exerciseur, 30 fois.

2me DOUBLET (1re PARTIE)

(a) **Côté à l'appareil** *(un bras)*.

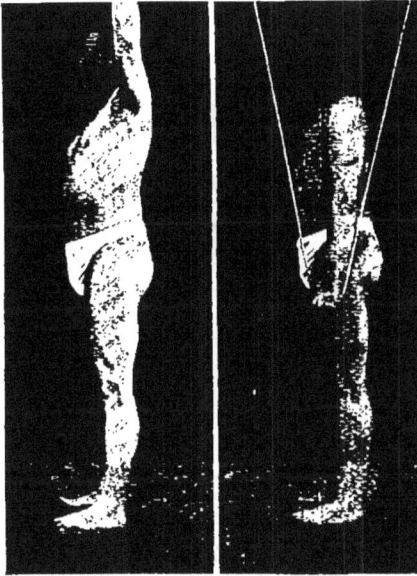

FIG. 27. — Départ. FIG. 28. — Arrivée.

Saisir un cordon bras allongé ; abaisser le bras toujours
tendu jusqu'à la cuisse.

Presser de la main libre les muscles qui se contractent : développe
les adducteurs du bras, le petit oblique de l'abdomen.

30 fois à droite, 25 fois à gauche.

2*

2me DOUBLET (1re PARTIE)

(b) Face à l'appareil *(deux bras)*.

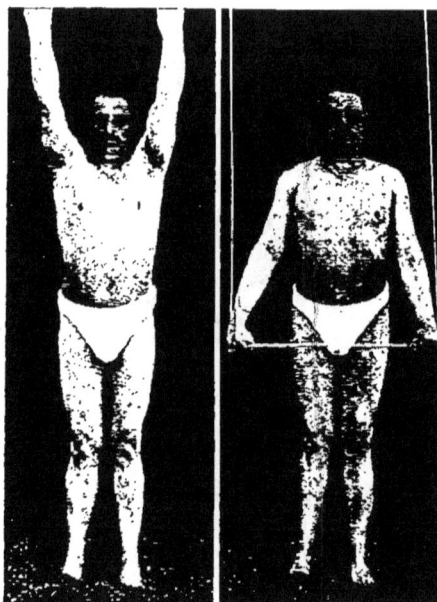

FIG. 29. — Départ.   FIG. 30. — Arrivée.

Prendre les deux cordons bras allongés, et abaisser les bras toujours tendus jusqu'aux jambes ; écarter les bras à l'arrivée.

Développe tous les muscles abaisseurs du bras et fléchisseurs du tronc ; gymnastique du ventre exceptionnelle.

2me Intermède.— Faire plusieurs tours de chambre en fléchissant la jambe sur la cuisse. Si le genou tend à remonter, faire de l'opposition avec la main ; développe le quadriceps fémoral : 40 à 50 fois.

3me DOUBLET (1re PARTIE)

(a) **Face à l'appareil** *(un bras)*.

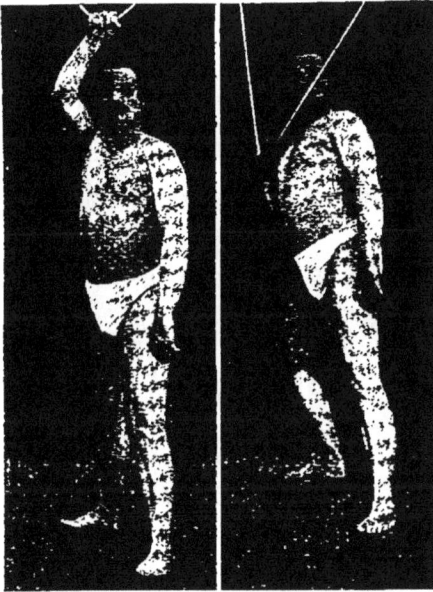

F_{IG}. 31. — Départ.   F_{IG}. 32. — Arrivée.

Traction sur un seul cordon avec inclinaison du corps
en arrière et rotation d'avant en arrière.

Fortifie : fléchisseurs du bras et muscles obliques de l'abdomen.
40 fois à droite, 30 fois à gauche.

(Le côté droit du corps ayant une tendance naturelle à se développer moins
que le gauche, il faut l'exercer un peu plus.)

3me DOUBLET (1re PARTIE)

(b) Face à l'appareil (deux bras).

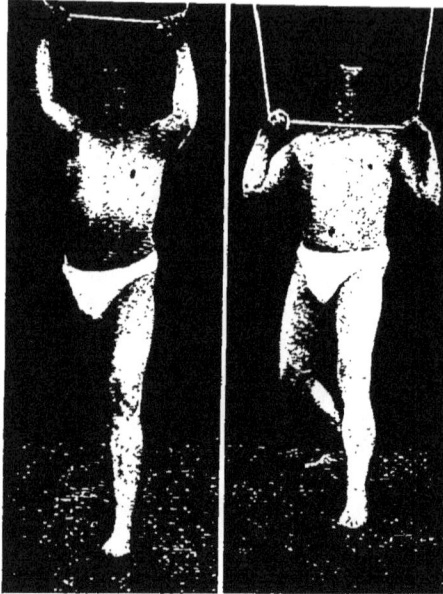

Fig. 33. — Départ.   Fig. 34. — Arrivée.

Étant en garde, prendre les deux cordons à la fois ; tirer à soi en fléchissant les bras et en se renversant en arrière.

Développe les fléchisseurs des bras et les extenseurs du tronc
30 fois de chaque côté.

3me Intermède (le 5e du petit exerciseur).

1er **Grand intermède d'altères.** — 1° Exercice d'assouplissement d'une main avec l'altère de 7 kilogrammes ; 10 flexions du bras, doigts en haut ou en bas ; 10 développements du sol en haut et de l'épaule en haut ;

2° même exercice avec altère de 15 kilogrammes, 5 fois seulement chaque mouvement ;

3° même exercice avec la barre de 20 kilogrammes (tantôt l'épaulé et la jeté, tantôt la jeté seulement) une dizaine de fois ;

4° exercice de poignet avec une chaise ou mieux avec l'appareil de chambre la *bobine* (*fig.* 74) ;

5° De temps à autre, une fois par quinzaine au plus, et seulement si l'on se sent bien disposé, développer très correctement 25 kilogrammes, en arracher 35 d'une main et en jeter 45 à deux mains (tout homme moyen bien cultivé doit être capable de cet effort).

1ᵉʳ DOUBLET (2ᵐᵉ PARTIE)

(a) **Côté à l'appareil** (*un seul bras*).

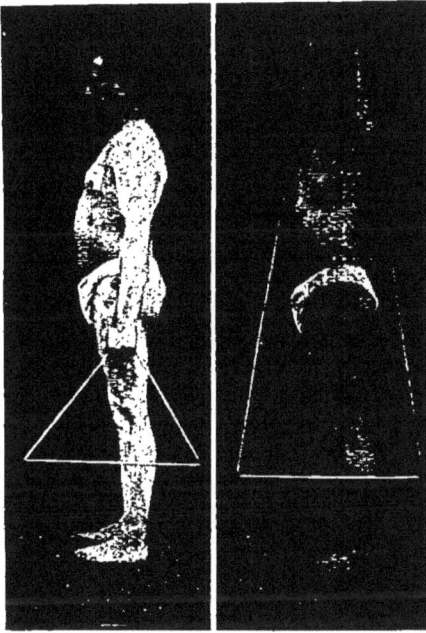

Fig. 35. — Départ.   Fig. 36. — Arrivée.

Traction sur un seul cordon; d'abord flexion,
puis extension du bras.

Développe les fléchisseurs et les extenseurs du bras,
surtout les extenseurs.

30 fois à droite, 25 fois à gauche.

Les mouvements du bas étant plus durs que ceux du haut, on peut intercaler
entre l'exercice d'un seul bras et celui des deux, un exercice de jambes
(quelques tours de chambre sur la pointe du pied, un simulacre de saut
à la corde).

Ier **DOUBLET** (2me PARTIE)
(*b*) **Face à l'appareil** (*deux bras*).

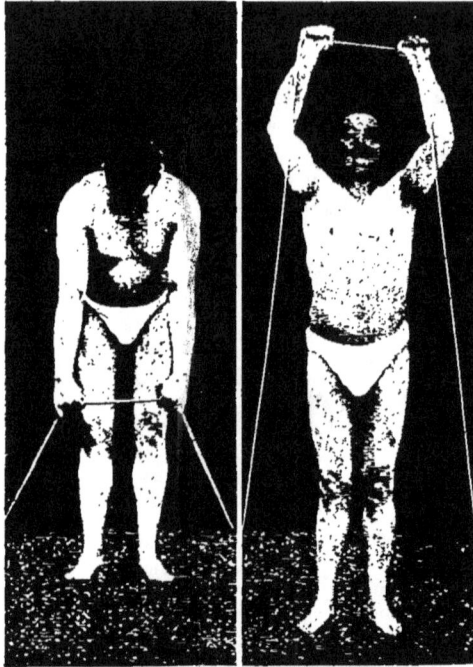

Fig. 37. — Depart.　Fig. 38. — Arrivée.
Même mouvement que ci-dessus à deux cordons.

Développe particulièrement les extenseurs des bras et du tronc ; si
l'on veut agir surtout sur le rein, se porter un peu en avant vers la
fin du mouvement.

20 à 30 fois
(Cet exercice est dur au début, mais il fortifie beaucoup.)

4me **Intermède** : *Ex. du tabouret*. — Étant assis sur un tabouret, à la rigueur
sur le côté d'une chaise, engager le bout des pieds sous un tasseau fixé au
mur, ou sous un meuble lourd, et exécuter 20 à 30 extensions et flexions du
tronc.

Fortifie extraordinairement le haut des cuisses et le bas abdomen. Excellent
contre l'obésité du ventre.

Gérardy veut qu'on descende à terre à tout coup, pour donner à la sangle
abdominale, surtout aux aponévroses qui lient le tronc aux cuisses, une
force incomparable ; mais ce mouvement n'est absolument inoffensif pour
la circulation que chez des individus jeunes et vigoureux ; pour les individus
ordinaires, il suffit de descendre jusqu'à l'horizontale.

Même exercice sur le plancher, jambes immobiles tenues par un aide ou
fixées dans un meuble et mains croisées à la nuque ou étendues en arrière à
la façon des boxeurs, 1 jour sur 5 : 10 fois de suite. A la longue l'on peut
se dispenser de fixer les jambes, marquer un temps d'arrêt au début du mouvement, et toucher le bout des pieds du bout des doigts (façon Tommy Burns).

2me DOUBLET (2e PARTIE)

(a) **Côté à l'appareil** (*un seul bras*).

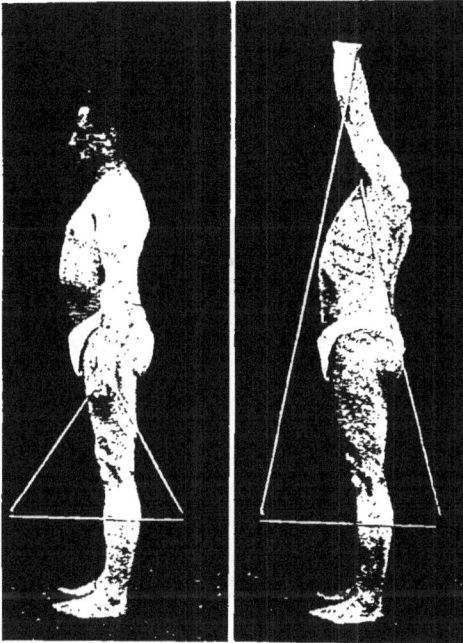

FIG. 39. — Départ. FIG. 40. — Arrivée.

Prendre un cordon avec le bras tendu et relever le bras
aussi haut que possible.

Développe le deltoïde du côté exercé et le petit oblique de l'autre côté.
10 fois à droite, 15 fois à gauche.

2me DOUBLET (2ᵉ PARTIE)

2me **DOUBLET** (2ᵉ PARTIE)

(*b*) **Face à l'appareil** (*deux bras*).

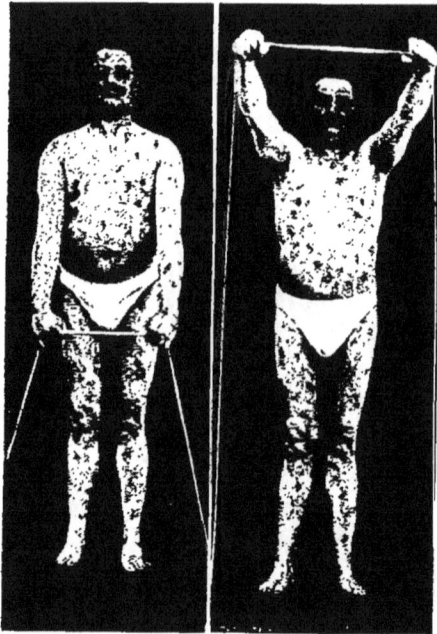

FIG. 41. — Départ.   FIG. 42. — Arrivée.

Prendre les deux cordons, mains écartées ; relever et abaisser les bras toujours tendus, en même temps que le corps.

Fortifie le faisceau antérieur du deltoïde et les muscles du dos, du rein et de la croupe ; aucun ne développe pareillement les fessiers.

15 à 20 fois.

5ᵐᵉ **Intermède** : *Ex. du bassin.*

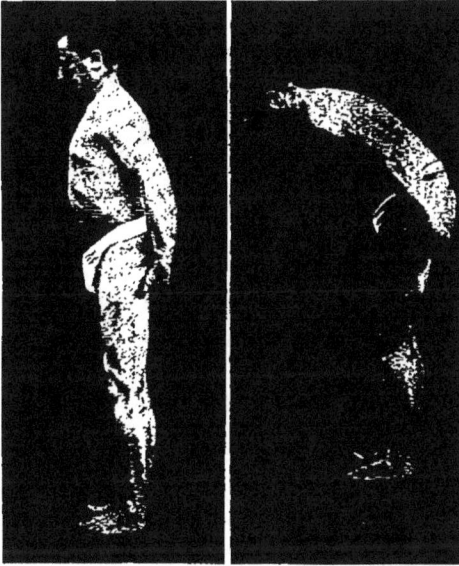

Fɪɢ. 43. — Départ.   Fɪɢ. 44. — Arrivée.

1º Se pencher en **avant**, d'abord jambes un peu fléchies : prendre à
pleines mains le bord postérieur de la cuisse, et se redresser en force;
2º Recommencer en prenant le pli fessier :
3º Recommencer en prenant les fesses ;
4º Recommencer en se fléchissant fortement jambes écartées et en
plaçant la main sur le périnée (entre-cuisse). On sent, en se relevant,
que la main est serrée par les deux fesses comme par un étau.
Cet exercice est le premier des exercices à mains libres. Aucun ne
développe pareillement la sangle abdominale basse, les fessiers et
la cuisse; c'est le seul qui agisse sur le plancher pelvien. Très probablement il fortifie, ne serait-ce que par continuité de tissu, les
releveurs de l'anus, le sphincter et le rectum.

Quelques exercices respiratoires çà et là : ne pas oublier *l'exercice
suspensif* qui affranchit un peu de l'urgence de respirer.

3

3me DOUBLET (2me PARTIE)

(*a*) Côté à l'appareil (*légèrement*).

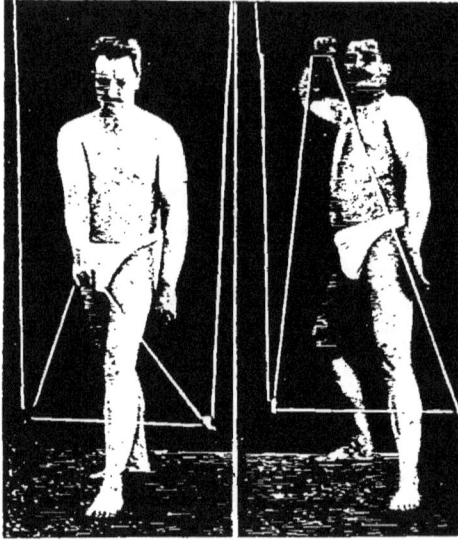

FIG. 45. — Départ.   FIG. 46. — Arrivée.

En garde courte, tirer sur un cordon, et se rejeter en arrière en faisant une rotation.

Développe les fléchisseurs du bras, les fixateurs de l'épaule et les rotateurs du tronc.

30 fois de chaque côté.

3ᵐᵉ DOUBLET (2ᵐᵉ PARTIE)

(*b*) **Face à l'appareil** (*et en garde, avec deux bras*).

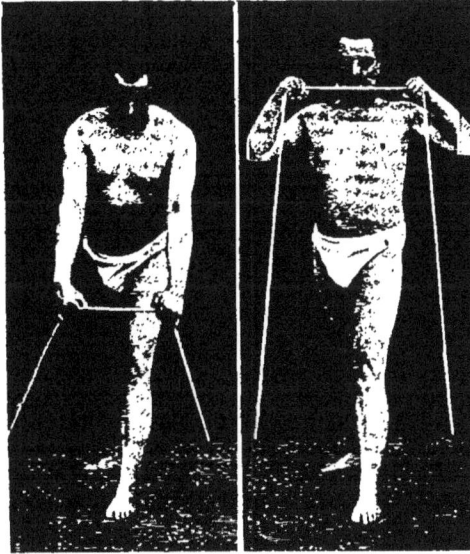

Fɪɢ. 47. — Départ.   Fɪɢ. 48. — Arrivée.

Tirer sur les deux cordons en se redressant.

Très beau mouvement qui rappelle celui du scieur de long,
type du haut.

Développe les fléchisseurs des bras et surtout les muscles du rein
et de la croupe.

20 fois de chaque côté

6ᵐᵉ **Intermède** : *Ex. de dormont ou de palussade* (4ᵐᵉ intermède
du petit exerciseur).

2ᵐᵉ **Grand intermède d'altères.** — 1° Recommencer les assouplissements
du 1ᵉʳ grand intermède avec 7 et 15 kilogrammes ; 2° arracher 6 fois à
droite et 4 fois à gauche, l'altère de 15 kilogrammes ; 3° arracher 2 fois à
droite et 1 fois à gauche, l'altère de 30 kilogrammes ; 4° jeter 3 fois
l'altère à deux mains de 35 kilogrammes ; 5° de temps à autre, quand on se
sent bien disposé, jeter une fois l'altère longue de 45 kilogrammes.

APPAREIL AU MILIEU

4me DOUBLET (1re *partie*)

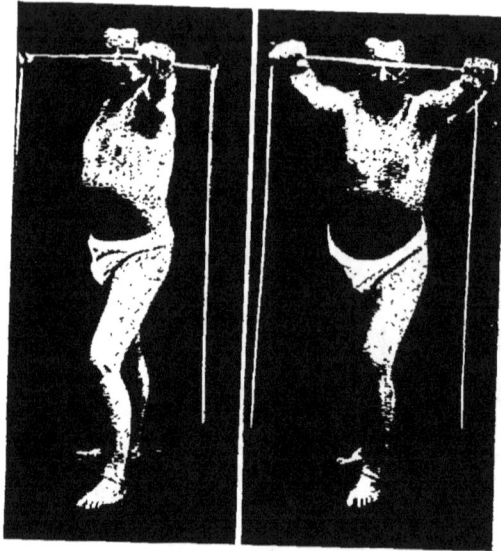

FIG. 49. — Arrivée.   FIG. 50. — Arrivée.

(*a*) Côté à l'appareil (*fig.* 49)
une main.

Prendre **un cordon** d'une main, bloquer l'autre sur la poitrine, **se mettre en garde** en avant, et faire des extensions et des flexions.

Outre son influence sur les muscles et la poussée de l'épaule, c'est en outre un exercice de grandissement.

20 fois de chaque côté.

(*b*) Face à l'appareil (*fig.* 50)
à deux mains.

Prendre les deux cordons. Développe la poussée du corps; c'est en outre **un exercice de grandissement** de premier ordre par l'**extension complète** de la colonne vertébrale. (Avoir soin de bien s'étendre à la fin du mouvement.)

4ᵐᵉ DOUBLET (2ᵉ *partie*)

(c) **Face à l'appareil** (*en garde*).

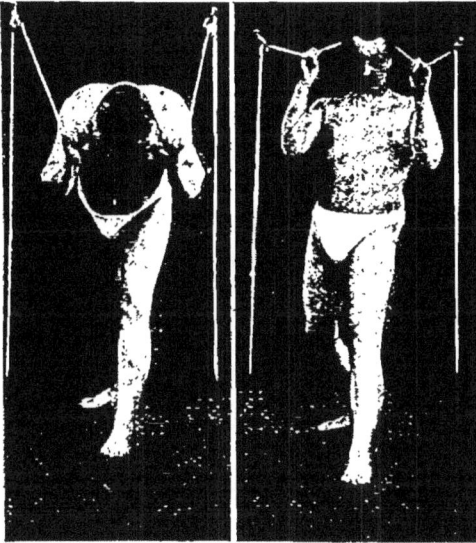

FIG. 51. — Départ. FIG. 52. — **Arrivée.**

Faire quelques tirades de nuque en arrière, pour fortifier
les muscles *du cou* et du tronc

Finale. — 1° Dix fois le Gulam.

2° Suspendre à diverses hauteurs un sac de sable deux fois gros comme la
tête, et s'y exercer le pied et le poing de toutes les façons. Frapper
comme les boxeurs, du sommet des trois derniers métacarpes, pénétrer un
peu pour que le coup porte et durcisse la main, puis se retirer très vite.
Çà et là taper sur un panneau en bois un peu flexible.
Le punching-ball grise de vitesse, mais il est d'une installation coûteuse.

§ 2. — Altères.

Les avis sont très partagés au sujet des exercices d'altères. Je crois, après de nombreuses observations, que les poids très légers (1 à 3 kilogrammes) sont inutiles aux individus qui s'exercent aux appareils élastiques, et qu'ils ne sauraient donner en tout cas, ainsi que le dit Bonnes, qu'un *grand relief musculaire*. Comme il faut alors les exécuter un nombre incalculable de fois en y apportant une grande attention, ils épuisent à la longue et font *pâlir* le visage ; que les grands poids lourds déforment le corps, affaiblissent l'esprit, diminuent à la fois la promptitude et le fond, et forcent à la longue les cœurs les plus solides ; que les poids moyens et les petits poids lourds suffisent pour donner à la fois la force des tendons, aponévroses, ligaments et tuniques élastiques, soit des muscles et soit des nerfs, une vigueur musculaire suffisante et un sens musculaire assez étendu.

La difficulté réside plutôt dans la détermination de ce que l'on doit entendre par poids moyens et poids lourds minimum ; cela dépend de la force de chaque individu et du mouvement exécuté. A la rigueur il faudrait autant d'altères que de mouvements. Cependant il est un poids qui convient à tous et qui donne à la longue des résultats surprenants, c'est celui de 7 kilogrammes : on prend une altère à chaque main et l'on exécute, debout, assis, couché, etc., les mouvements les plus variés. C'est ainsi que Maurice Dériaz vient d'élever les records, déjà extraordinaires, qu'il détenait. Les petits poids lourds seront alors pour un homme d'une *bonne force* : 20 kilogrammes au développé et 35 à l'arraché, d'une main ; 30 kilogrammes au développé et 45 au jeté, à deux mains. J'ai signalé ci-avant le moment de cet exercice et les mouvements à exécuter.

Ceux qui auront la place voulue devront, après le quatrième doublet, coltiner des sacs de 50 à 80 kilogrammes, de forme rectangulaire, chargés très haut, à la moko comme disent les professionnels.

§ 3. — Appareils à résistance continue : tube exerciseur.

On n'a connu longtemps en gymnastique que l'effort bref, presque instantané, dont le rendement n'est jamais bien considérable. Les instructeurs japonais d'un côté et Phélan de l'autre, y ont introduit l'effort continu : les premiers en imaginant la *lutte de résistance* dont il sera question à propos de la jeunesse ; le second en inventant un appareil à air comprimé qu'il appela d'abord *Phenix*, et qu'il nomme aujourd'hui *musculateur*.

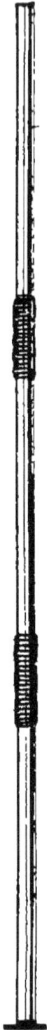

A côté d'avantages sérieux, cet exerciseur a des inconvénients : son prix, forcément élevé, et la longueur du corps de pompe, qui empêche le rapprochement complet des mains. J'ai songé d'abord à le remplacer par un appareil à frottement, très simple, imaginé par le surveillant Tuchot, du service vétérinaire sanitaire de Paris, et dont un certain nombre d'exemplaires ont été mis en circulation [1] ; mais la difficulté d'en faire construire de solides à bon compte, m'a obligé à lui préférer un simple *tube de cuivre* de 2 mètres environ de longueur sur 3 centimètres de diamètre portant, d'un bout une tige d'attache transversale, de l'autre un léger butoir, et sur le corps deux poignées en peluche, une grande pour les deux mains, une petite pour une seule (*fig.* 53). Ce tube peut être tenu à terre, sous les pieds, ou accroché au mur aux pitons [1]

FIG. 53.
Tube
exerciseur.

1. Voir : *Hygiène des sédentaires.*

des exerciseurs élastiques. Son grand avantage tient
à ce que, les mains elles-mêmes formant frein, on
peut graduer infiniment la force que l'on emploie, fortifier d'une façon exceptionnelle les **muscles de ser-**
rage (main et avant-bras), et exécuter certains mouvements impossibles avec les autres développeurs.

Voici le tableau des principaux mouvements.

1° Appareil tenu au sol entre les pieds (*fig.* 54).

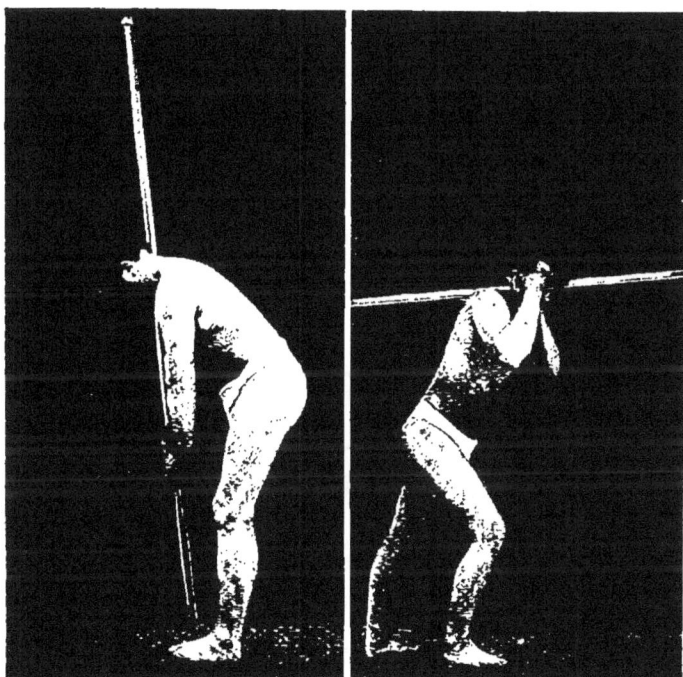

FIG. 54.   FIG. 55.

Les deux mains à la grande poignée. Extensions et flexions
du tronc. On serre peu au début, puis de plus en plus fort
20 flexions, 20 extensions. — Muscles du tronc.

2° Appareil au mur, dans un piton (*fig.* 55).

Poussées et tractions en faisant de l'opposition non seulement par le
serrage des mains, mais par la pression du tube chargé sur l'épaule.
Fortifie et consolide la propulsion et traction du corps, développe particulièrement le bas-thorax à la façon du coltinage des charpentiers.

3*

3° APPAREIL LIBRE

(a) Tube en avant.

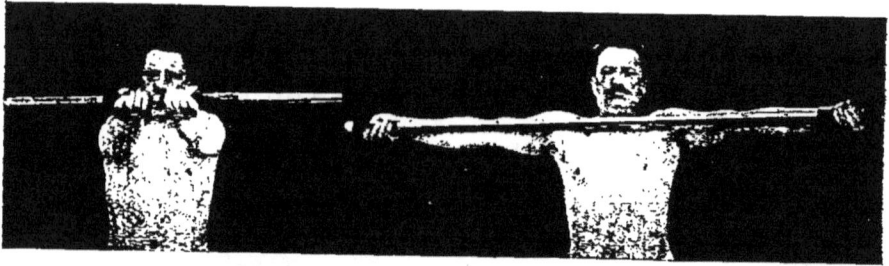

FIG. 56. — Départ.   FIG. 57. — Arrivée.

Prendre une poignée à chaque main ; ouvrir et fermer les
bras horizontalement, tantôt mains en pronation et tantôt
en supination.

10 fois à 15 fois.
Développe les pectoraux, surtout le faisceau claviculaire.

Même mouvement, bras mi pliés, le tube presque contre
la poitrine.

(b) Tube sur le cou.

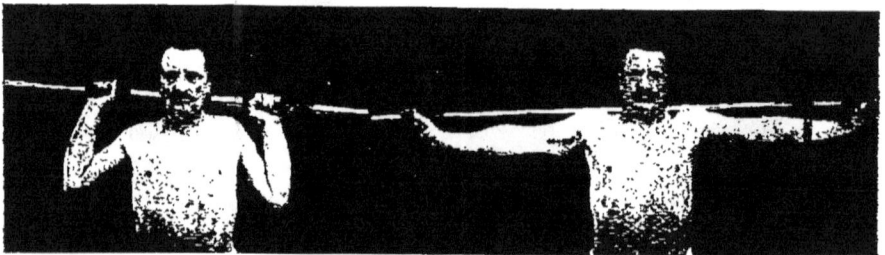

FIG. 58. — Départ.   FIG. 59. — Arrivée.

Allongement et raccour issement des bras
(moins commode qu'avec les réglettes).

10 fois au moins.
Développe les muscles fixateurs de l'épaule.

(c) **Tube au dos**

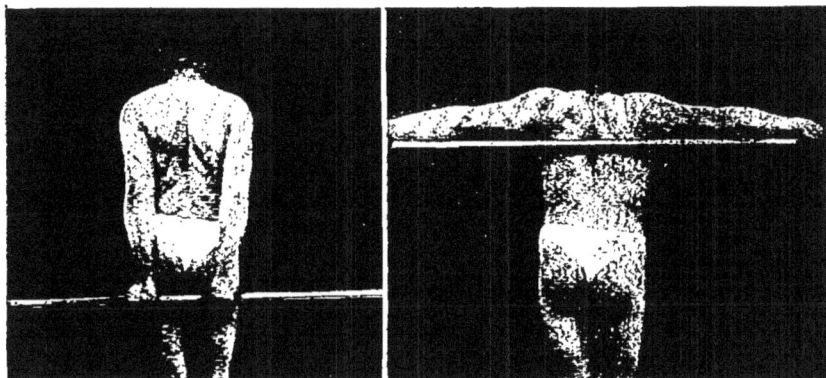

Fɪɢ. 60. — Départ.   Fɪɢ. 61. — Arrivée.

Écarter et rapprocher les mains

Ici le tube exerciseur est sans rival. Développe particulièrement
les dorsaux.

On peut intercaler à ces divers mouvements les exercices de jambes indiqués
plus haut ou d'autres analogues, et après revenir sur le 1ᵉʳ mouvement à
une et à deux mains ;

Prendre le tube exerciseur le jour du petit développeur de chambre, et après lui,
l'hiver de préférence à l'été, car il est très calorifique. Tenir le tube bien
lisse ; s'il est humide au moment de l'exercice, le frotter avec un chiffon
bien chaud et sec.

§ 4. — Exercice à mains libres.

Je réunis sous ce titre :

1° Les exercices dans lesquels on oppose, par la
volonté seule, muscle à muscle, ou groupe musculaire à groupe musculaire, dans le but d'obtenir une hypertrophie qu'aucun autre moyen
ne saurait donner au même degré, en raison de
l'influence trophique directe de la volition et

aussi de la possibilité d'une **contraction** à fond
sans résistance extérieure **aucune**, par conséquent très congestionnante : *pour faire grossir
un muscle, il suffit de le commander énergiquement*. Ainsi l'on augmente encore l'influence
du cerveau sur les muscles : **ceux** qui étaient
déjà volontaires deviennent **plus volontaires**,
et les subvolontaires deviennent **volontaires**; si
bien que les athlètes qui s'y sont livrés longuement et assidûment, depuis Sandow jusqu'à
Desbonnet en passant par **Pendour** et autres,
peuvent dire à la façon de **Walter Scott** : *mes
muscles sont un royaume dont je suis le roi.*
Malheureusement les exercices d'*auto-opposition*
ou plus simplement de *volonté* sont facilement
épuisants, par intervention trop grande du cerveau, et amaigrissants par reprise facile de
la graine intermusculaire ; et l'on ne doit s'y
livrer qu'avec une grande modération (*fig.* 62).

2° Les exercices dans lesquels on oppose une
région du corps, la main d'habitude, à une
autre région, dans le but d'obtenir des mouvements que les appareils de gymnastique ne permettent pas : on peut considérer comme tels
les intermèdes Gulam, Iousouf et autres dont

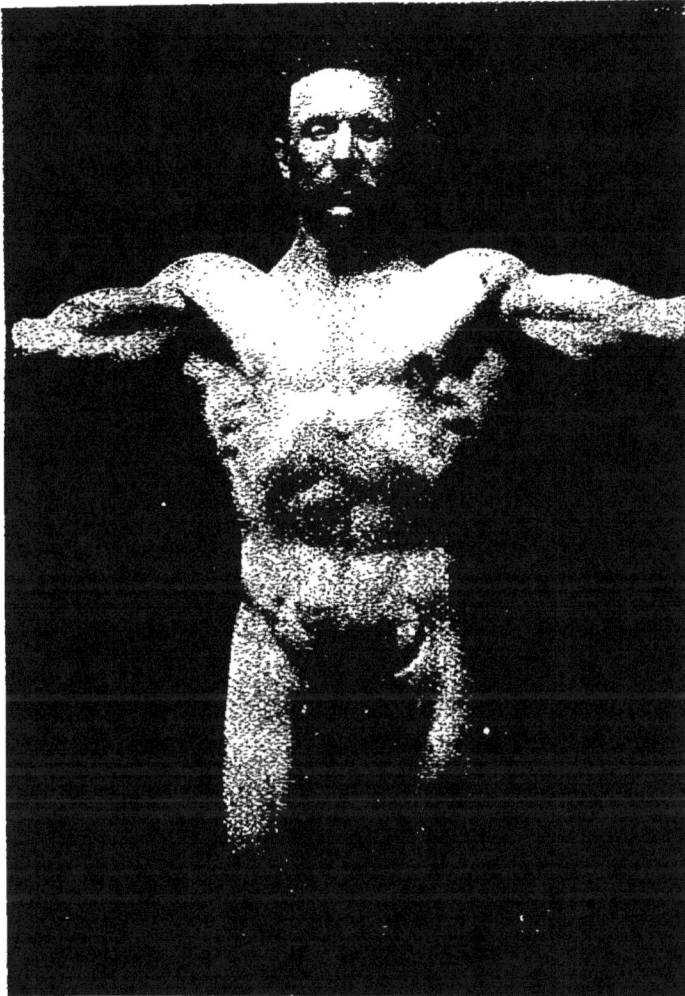

Fig. 62. — B. Pendouz.

Abus des exercices de relief. Danger pour la santé ; plus de sève ni graisse extérieure : tout en muscles.

(Journal *la Culture physique*.)

j'ai déjà parlé, et les exercices de nutation dont
il va être question. Müller a fait de ces mouvements le fondement de son *système*.

3° Les exercices dans lesquels on cherche
à réaliser par un grand raidissement, de
belles attitudes ou des élongations, suivant la
méthode Ling si en honneur en Suède. Bien
que la contraction musculaire soit faible, l'attention est forte, et l'on comprend très bien
que les hommes lourds et résistants du Nord
supportent mieux que ceux du Midi ce *travail
dans le vide*. En tout cas, dans aucun pays, la
gymnastique suédoise ne saurait être toute la
gymnastique et même la partie essentielle de
la gymnastique, comme on le décrète un peu
partout en ce moment : Demeny, qui l'avait
d'abord adoptée, l'a rejetée lorsqu'il l'a mieux
connue ; le lieutenant Hébert s'en défend aussi,
bien qu'il lui ait gardé, dans son remarquable
système, une place assez large ; quant à Desbonnet et Surier ils ne veulent plus en entendre parler. On verra dans la suite que je la
fais entrer dans les exercices d'intégrité et de
beauté, en ayant soin d'en éliminer les mouvements malfaisants, comme le renversement

outré en arrière : c'est tout ce qu'on peut et qu'on doit lui demander.

Parmi tous ces exercices à mains libres voici ceux que je recommande, outre les intermèdes déjà indiqués :

1° Le matin, au moment de se lever, on s'étend dans son lit de façon à acquérir la plus grande longueur possible; on étend surtout le *cou*, qui participe peu aux mouvements habituels de grandissement : ceci n'est que la systématisation des *pandiculations*, naturelles aux bêtes et à pas mal de gens ;

2° Le ventre est ensuite *massé*, tantôt un peu mou pour agir surtout sur les viscères, et tantôt raidi pour raccourcir et durcir les muscles; les frictions circulaires partiront de l'ombilic et s'étendront peu à peu jusqu'aux fausses côtes; les frictions linéaires seront remontantes dans le flanc droit et descendantes dans le flanc gauche : celles-ci agiront sur la défécation tout autant que les circulaires près l'ombilic sur la circulation (*petit cœur des Chinois*);

3° Une fois en bas du lit et peu habillé, on masse énergiquement la face et le cuir chevelu, puis on exécute en souplesse, une dizaine de

fois chacun, les principaux mouvements de la
tête, du tronc et des membres ;

4° L'après-midi, avant de se mettre à l'exerciseur élastique, on quitte le col et la cravate ;
on ouvre largement chemise et gilet, et l'on
procède d'abord à un massage du ventre contracté (Gasnier) ; puis aux contractions à fond
des pectoraux tenus à pleine main ; enfin aux
exercices de nutation indiqués dans les figures
suivantes. (Figures 63 à 70.)

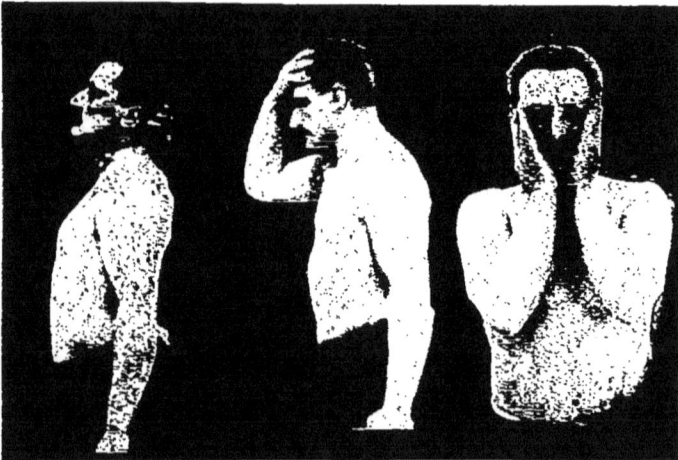

FIG. 63.	FIG. 64.	FIG. 65.
Extension de la tête avec opposition à la nuque. 30 fois [1].	Flexion de la tête avec opposition au front. 10 fois au plus (découvrirait trop le front).	Flexion de la tête avec opposition au menton. 10 fois.

1. On peut profiter de ce mouvement pour masser l'épine dorsale au cou et en
haut du dos.

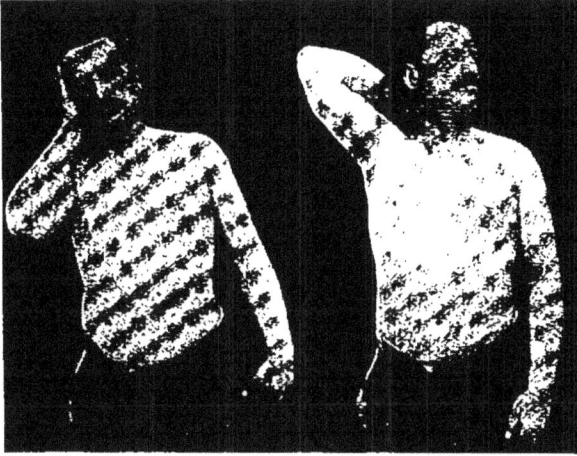

Fig. 66.
Abduction de la tête avec
opposition à la joue.
[10 fois de chaque côté.

Fig. 67.
Rotation directe de la tête
avec opposition à la
nuque. 20 fois.
(Même position pour rota-
tion oblique).

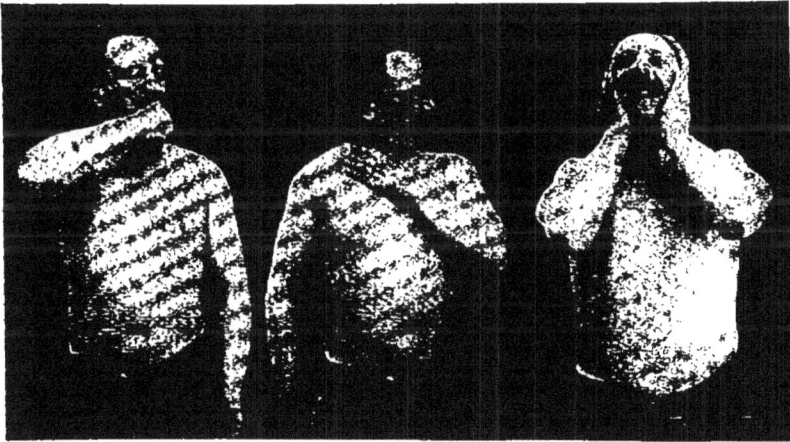

Fig. 68.
Rotation directe de la
tête avec opposition
au menton. 10 fois
de chaque côté.

Fig. 69.
Rotation oblique de la
tête avec opposi-
tion au sterno-mas-
toïdien. 10 fois de
chaque côté [1].

Fig. 70.
Exercice maxillaire
(combinaison d'exer-
cice de tête et de
cou).

1. On trouvera plus loin, à propos de la femme, un exercice qui se rapproche
beaucoup de celui-ci et qu'on peut faire à la suite (exercice claviculaire).

Pour un développement plus athlétique du cou, lire mon article : *cou et encaissement*, dans le journal *la Boxe et les Boxeurs*.

Quelques **exercices craniens et faciaux** termineront ce préambule du Sandow : massage du cuir chevelu, surtout si l'on est menacé de canitie ou de calvitie précoces; des yeux et des lèvres avec contraction énergique de tous les muscles agissant sur ces ouvertures ; de la région temporale : c'est immédiatement au-dessous d'elles que le cerveau commence à vieillir ; des oreilles, dont la caisse se sclérose de bonne heure ; ouverture très grande et fermeture de la bouche avec opposition des mains sur les masseters externes, tantôt les bloquant et tantôt les frictionnant d'avant en arrière. Cet *exercice maxillaire* fortifie aussi les dents et les glandes salivaires : la salive coule abondamment pendant et aussitôt après. A la longue il élargit manifestement la face. Cependant, pour éviter cette *figure amincie* que Bismark méprisait tant chez les Français en la personne du baron Reille, délégué vers lui à Sedan, il ne suffit pas d'une action locale, il faut encore avoir recours à tous les moyens généraux de fortification signalés plus loin.

De ce que les acteurs, à force de faire des grimaces, en arrivent à s'enlaidir, on en a

conclu qu'il fallait se garder de toute gymnastique des muscles du visage. Tel n'est pas mon
avis. Outre les mouvements précédents, qui ont
surtout un but organique, on peut en pratiquer
d'autres de *pure beauté* : contractions isolées et
diversement associées des muscles les plus
importants, tel que frontal et orbiculaire des
paupières, zygomatique et orbiculaire des
lèvres ; orbiculaire des lèvres et buccinateur ;
orbiculaire des lèvres et partie haute du peau-
cier cervical; élévateur de l'aile du nez et de
la lèvre supérieure... Desbonnet y avait songé;
un jour que je lui en causais, il fit une contraction faciale asymétrique significative.

SOUS-TITRE II

EXERCICES SPÉCIAUX

CHAPITRE I

EXERCICES DE NUTRITION OU DE SANTÉ

C'est la spécialisation la plus importante des exercices précédents : la *santé* est *bien*, suivant l'expression de Montaigne, ce qu'il y a de plus *sacré* dans la vie.

§ 1. — Exercices respiratoires.

La respiration est la consommation d'oxygène et le rejet de gaz carbonique par les êtres vivants. Chez les animaux supérieurs, il y a lieu de distinguer la respiration générale ou tissulaire, de la respiration locale ou pulmonaire.

Tous les exercices musculaires sont des exercices de respiration intime : les échanges gazeux passent de 3 à 5 dans un muscle qui se contracte (Chauveau). Ils sont de beaucoup les plus importants, car on peut faire intervenir un nombre suffisant de muscles pour donner aux échanges physico-chi-

miques dont ils sont le siège une *grandeur exceptionnelle* (Laulanié).

Non seulement les échanges gazeux augmentent,
mais ils changent de type, pendant le travail : le
gaz carbonique engendré se rapproche, égale et dé-
passe même l'oxygène consommé ; et le rapport de
ces deux gaz (quotient respiratoire), normalement
de 0,7, devient 0,9, 1 et même 1,2.

*L'accroissement des combustions intra-mas-
culaires apparaît donc comme le but premier
et fondamental de l'exercice ;* et puisque cet
accroissement dépend beaucoup plus de la durée de l'effort que de son intensité, *les mouvements légers, faciles et récréatifs,* qu'on peut
pour ainsi dire prolonger indéfiniment, *constituent les exercices de santé par excellence,* et
par conséquent *la base de toute culture physique.*

Au premier rang se placent la *marche* et la course
modérée en plein air : elles remplissent les trois
conditions essentielles précitées. Mais, pour ne
pas trop localiser l'exercice, pour le rendre
aussi général que les phénomènes chimiques
que l'on se propose d'exalter, il faut y joindre
les mouvements des bras et du tronc, rendus
aussi doux, aussi instinctifs et aussi écono-

miques que possible, par l'emploi des *appareils
élastiques* décrits précédemment.

Il faut se garder de faire des exercices de
respiration locale ou pulmonaire (exercices de
respiration proprement dite) sans en avoir besoin, c'est-à-dire sans avoir créé, par un travail préalable, une certaine *veinosité du sang*.
On en arriverait bien vite, sans cette condition,
à un milieu intime si riche en oxygène et si
pauvre en gaz carbonique, que toute respiration
deviendrait inutile (apnée) : le cœur lui-même se
ralentirait, s'arrêterait peut-être, par défaut
d'excitation de son centre bulaire. Le docteur
américain Henderson va même jusqu'à attribuer
le shock chirurgical au balayage intensif des gaz
du sang. Ce qu'il y a de certain, c'est qu'en
exagérant la respiration sans avoir fait aupa-
ravant un exercice suffisant, Mac-Foden, Régnault et l'auteur ont été menacés de syncope.

Le besoin de respirer amplement étant établi,
il y a autant d'exercices respiratoires que d'attitudes principales du corps :

1. La *respiration abdominale* ou de tout repos,
qui se pratique dans le décubitus dorsal, sur un
sol bien horizontal et dur : le thorax est presque

immobile; les mouvements du diaphragme, au contraire, aussi étendus que possible : d'un côté par la poussée naturelle des viscères digestifs vers la poitrine, et de l'autre par une contraction volontaire lente et profonde de ce muscle.

2. La *respiration thoracique* ou de grande activité, qui se pratique debout en élevant les bras de chaque côté, de façon à augmenter la rétraction des muscles respiratoires auxiliaires ou muscles de la *respiration forcée :* scalène, sterno-cleido-mastoïdien, fibres inférieures du grand pectoral, petit pectoral, trapèze, rhomboïde et faisceaux costaux du grand dentelé et du grand dorsal.

Cette respiration thoracique elle-même devient *antérieure ou sternale, postérieure ou costale basse, latérale* même, suivant que le corps se penche en arrière, en avant ou de côté.

La *respiration sternale* forcée est l'exercice le plus habituel de respiration. Pour l'exécuter avec toute l'ampleur désirable, il n'est pas nécessaire de lever les bras en l'air, on peut simplement les porter en arrière, allongés ou ployés au coude, en se raidissant vigoureusement.

Dans la *respiration dorsale*, au contraire, on

courbe le corps en avant en respirant toujours plus profondément; l'expansion thoracique est d'autant plus postérieure même que les muscles abdominaux sont plus contractés.

Enfin, pour la *respiration latérale*, il suffit de se pencher fortement à droite ou à gauche en raidissant le petit oblique du même côté.

De nombreux artifices permettent d'augmenter l'intensité des mouvements thoraciques. Dans la respiration antérieure par exemple, on peut se soulever sur la pointe du pied en rejetant les bras fortement en arrière, levés ou horizontaux. Mais il me paraît plus simple de prendre seulement un peu d'*élan*, c'est-à-dire d'exécuter, d'abord et sur une petite étendue, un mouvement inverse de celui qu'on se propose de faire. Cette méthode est du reste applicable à bon nombre d'autres exercices, ainsi qu'on le verra dans la suite.

3° La *respiration mixte* ou *abdomino-thoracique*, qui commence par le ventre et finit par la poitrine, suivant la méthode Racine. On ne doit la pratiquer que modérément ; car, si elle augmente plus que tout autre exercice la capacité pulmonaire, elle tiraille en sens inverse les

enveloppes et ligaments du cœur, et peut amener, soit des déplacements d'organes, soit une
défaillance.

Il existe autant de respirations mixtes que de
respirations thoraciques ; mais la plus importante est incontestablement la respiration *abdo-
mino-costale*, qui fait intervenir à peu près
également le diaphragme et les sept à huit dernières côtes. C'est l'unique respiration des quadrupèdes dont le sternum est immobile, et
c'est aussi la respiration normale de l'homme
dans les conditions ordinaires d'attitude et de
travail. Bien avant de connaître l'entraînement
japonais, je l'avais recommandée sous le nom
de respiration *en large*, parce que les viscères
digestifs sont refoulés fortement vers les flancs ;
ou de respiration *costale-basse*, parce que les
côtes y participent d'autant plus qu'elles sont
plus inférieures ; et je m'y exerçais très modérément, le corps un peu penché en avant et les
mains sur les dernières côtes afin de mieux
assurer, par une opposition légère, leur écartement. Ainsi je remplissais les flancs sans
soulever les épaules, suivant la recommanda-
tion expresse des instructeurs japonais. S'il est

possible, par une culture méthodique, de changer notre manière de respirer, comme le veulent Marey, Hillarelt, Demeny et autres, c'est le mode précédent qu'il faudra adopter.

Il ne suffit pas d'introduire l'air neuf, l'*air sylvestre*, disait Lavoisier, il faut encore expulser aussi complètement que possible l'air qui a déjà servi ; l'expiration est même plus efficace que l'inspiration pour renouveler l'air le plus profond, l'*air alvéolaire*, portion la plus viciée de l'*air vital*, puisqu'elle contient 4,6 de gaz carbonique à l'inspiration et 5,4 à l'expiration ; et c'est pour cette raison que Rosenthal a obtenu de plus beaux résultats par l'abaissement que par l'élévation des côtes, chez les malades[1]. Tous les exercices précités portent davantage sur l'inspiration que sur l'expiration ; ils se contentent parfois de l'expiration passive, dans laquelle tous les organes reprennent leur forme et volume primitifs par le seul jeu de leur élasticité. Pour obtenir une expiration à fond, pour

1. Des raisons physiques et physiologiques me portent à admettre que le dégagement de gaz carbonique se fait surtout à l'inspiration et la fixation d'oxygène à l'expiration. Celle-ci ne serait donc pas une simple expulsion de gaz usés, pas plus chez nous que chez les oiseaux.

vider les sommets du poumon, comme le veulent
les Américains, il faut se pencher en avant,
bras rapprochés et tombants, et contracter, silen-
cieusement, en sifflant légèrement ou en comp-
tant à la façon Rodolphe, les muscles expi-
rateurs auxiliaires (grand oblique, petit oblique,
transverse, droit abdominal, chez les individus maigres, carré des lombes, triangulaire du
sternum, etc.). Ainsi, en faisant alterner cette
expiration profonde avec la respiration thoracique antérieure, il est facile de fortifier les
lobes supérieurs du poumon, les *lobes de renfort*,
comme disait Péters, principalement le droit,
normalement plus faible (Montéli), que le
manque d'exercice rend si accessibles à la tuberculose. Cependant il ne faudrait pas croire que
la gymnastique respiratoire, dont on parle tant,
a sur l'homme sain et bien constitué s'exerçant
d'habitude, des effets aussi merveilleux que sur
les malades dont la ventilation pulmonaire a été
réduite, soit par déformation et soit par lésion.
Pour ma part, j'en use peu et presque uniquement au cours des exercices de chambre avec
élastique, le corps prenant alors avec une grande
variété les attitudes favorables à ces exercices.

Les actes respiratoires, l'expiration surtout, peuvent encore s'exercer par la parole, le chant, les cris, le soufflage et l'éternuement.

Il serait imprudent de recommander de *parler* dans un pays où tant d'énergie est perdue en bavardages inutiles; et je rappelle seulement qu'un mutisme trop grand a aussi ses inconvénients : pour cette raison, les affections pulmonaires sont plus fréquentes chez les sourds-muets que chez les parlants. Donc, au physique comme au moral :

Il est bon de parler et meilleur de se taire ;
Mais les deux sont mauvais quand ils sont excessifs.

LA FONTAINE.

Le *chant* est une arme à deux tranchants ; dans les notes élevées, il n'est pas sans danger pour l'*élasticité pulmonaire*, cette force permanente et infatigable, comme dit Laulanié, dont on ne tient pas assez compte dans les exercices habituels de respiration.

Le *cri* s'opère par un mécanisme tout différent ; et l'on comprend qu'il ait été considéré de tout temps comme très favorable au développement de la poitrine, notamment par Rabelais qui nous dit, dans un système d'éducation physique hors comparaison, que Gargantua, « pour s'exercer le thorax et le poumon, criait comme tous les diables ».

A propos du *soufflage*, je rappellerai seulement

le jeu des sourds-muets qui consiste à éteindre, en soufflant, une chandelle placée à une certaine distance. C'est le moyen populaire de mesurer la *capacité respiratoire*, c'est-à-dire la quantité totale d'air qu'on peut expulser après une grande inspiration ; c'est aussi un moyen et des plus énergiques d'exercer l'appareil respiratoire. Mais il faut en user modérément chez les individus faibles, sous peine de s'exposer à des accidents immédiats d'anémie cérébrale.

Tous ces moyens artificiels de ventilation pulmonaire ne valent pas les *inspirations profondes* et à plus forte raison l'*éternuement* qui surviennent spontanément par la simple exagération des réflexes respiratoires, chez les individus bien portants. Il n'est pas prudent, croyons-nous, de provoquer artificiellement l'éternuement par l'irritation de la pituitaire ; mais on peut sans danger, avantageusement même, provoquer les inspirations profondes, soit en suspendant un certain temps la respiration, soit et préférablement en s'étendant horizontalement après s'être exercé en vitesse, loin des repas.

Les exercices respiratoires ne doivent pas consister seulement à bien respirer ; ils doivent encore nous affranchir, dans une certaine mesure, du *besoin de respirer*, le plus impérieux de tous ; tellement despotique même chez la plu-

part des nerveux et des faibles, qu'une inter-
ruption d'une dizaine de secondes seulement
provoque un certain malaise. On procédera
donc de temps à autre à des *exercices asphy-
xiques :* fermer une narine et ne respirer que
par l'autre (elle doit suffire); puis les fermer
toutes les deux le plus longtemps possible, à
la manière hindoue; enfin plonger la tête dans
l'eau, non seulement pour suspendre entièrement la respiration, mais pour s'habituer à
cette idée, terriblement angoissante chez les
névropathes, qu'on *ne peut pas respirer.*

Enfin il faut encore prévoir, comme obstacle
à la respiration, une pression extérieure. Certains individus y sont très sensibles ; pour le
moindre poids au creux de l'estomac ou sur les
côtes, pour le moindre serrage, ils étouffent. A
ceux-là je recommande les *exercices respiratoires avec pressions diverses :* mains, poids,
ceinturage par un antagoniste. Cette méthode
s'applique d'ailleurs à toute la gymnastique :
*un organe se développe d'autant plus qu'on
l'exerce dans des conditions plus défavorables.*

On me reprochera peut-être de ne pas parler ici
des exercices respiratoires qu'on pourrait appeler

chimiques. Je n'ignore pas en effet que la moindre viciation de l'air, la plus légère malodeur parfois, peut-être un obstacle sérieux à l'hématose. J'ai même observé, comme Desbonnet, que les séden-taires habitués au grand air, ceux qui couchent les fenêtres ouvertes, deviennent incapables de sup-porter l'air confiné. Mais ceci nous entra inerait à des développements autant médicaux qu'hygié-niques. Je dirai seulement qu'il est prudent, pour les gens impressionnables, notamment pour ceux que la moindre réunion d'hommes fait tomber en défaillance, d'affronter de temps à autre l'air vicié, des cafés, des théâtres et réunions publiques. Que dites-vous de ce superbe athlète qui se trouve mal dans un compartiment de chemin de fer, alors que ses compagnons, des paysans flamands, mangent, fument, rient et chantent comme en plein air !

§ 2. — Exercices de circulation.

Ces exercices s'adressent principalement au cœur et vaisseaux, aux capillaires et aux lymphatiques, à la poitrine et aux muscles.

A. — *Exercices cardiaques.*

Tous les exercices sont circulatoires, parce qu'ils accélèrent tous le cours du sang ; c'est même là leur premier rôle, et le peuple a bien raison de dire qu'il faut s'exercer avant tout

pour faire mouvoir le sang. Parmi eux la
marche et la course ont une action particulière:
ils agissent loin du cœur et ils déterminent un
afflux de sang considérable. J'ai observé que les
animaux de vitesse ont le cœur plus allongé et
plus épais, surtout vers la *pointe*, que les
animaux à allure lente de même race.

Ce n'est pas une raison pour exclure les exercices des bras : ils exigent un cœur plus volu-
mineux, pour mieux dire plus dilatable, sans
doute parce qu'il n'y a guère d'organes de dérivation pour le sang qui en vient. Il faut tenir compte aussi des tiraillements sur le plexus
brachial et de leur retentissement inévitable
sur l'organe central de la circulation. Les
hommes de sport savent d'ailleurs que *chaque
sport a son souffle*, comme il a sa vitesse, et
qu'on ne peut pas, par la pratique d'un seul, les
acquérir tous ou toutes. Les exercices aux élastiques sont certainement, parmi les mouvements
des bras, les plus *doucement circulatoires;* vient
ensuite la levée d'altères légères et moyennes,
7 à 8 kilogrammes d'habitude, 15 à 20 kilogrammes par exception ; ces dernières entraînent le cœur à se dilater, comme tout effort

vigoureux l'exige, sans préjudice pour son élasticité.

B. -- *Exercices de circulation capillaire.*

Dans tous les tissus en activité la circulation du
sang s'accélère, pour apporter les principes nutritifs et enlever les déchets : Chauveau a vu qu'elle
passe de 12 à 56 sur le releveur de la paupière supérieure, chez le cheval, et dans les autres muscles
en contraction moyenne, ce rapport n'est jamais
inférieur à 1/3. Ce qu'il y a de très particulier
dans cette accélération, c'est qu'elle dépend moins
de la pression en *vis a tergo* du cœur, que du fonctionnement même des éléments anatomiques, si
bien que l'ancienne expression de *cœur périphérique*
peut être reprise en lui donnant une autre signi-
fication. Le fait est encore plus évident pour la
lymphe : son écoulement augmente chez le cheval
en marche lors même que, de par la vaso-dilatation
périphérique, la pression artérielle diminue.

Toute activité des tissus favorise donc la circulation du *milieu intime*, l'activité musculaire
plus que les autres; et il suffit, pour en tirer
tout le bénéfice qu'elle comporte, de faire des
exercices légers, tout au moins de commencer
ainsi l'exercice, de façon que les capillaires
aient le temps de se dilater et de recevoir en

grande partie du sang qui, sans cela, irait directement au cœur. C'est là que le travail manuel est supérieur à l'exercice athlétique ; jamais
vous ne trouverez chez un athlète le beau ré-
seau vasculaire périphérique de la plupart des
ouvriers.

Toute activité musculaire accélère donc la
circulation du sang, et nous pourrions nous
adresser dans ce but à n'importe quel exercice,
s'il n'était avantageux de choisir ceux qui ont,
en même temps, d'autres avantages : fortifier
le cœur et les vaisseaux à la façon de la course,
comme il a été dit ci-dessus, ou favoriser la
progression du sang veineux, à la façon des
exercices que nous allons étudier.

C. — *Exercices de circulation veineuse et lymphatique.*

Ce sont les véritables exercices circulatoires.
Pour en saisir le mécanisme, il suffit de se rappeler
que les veines et les lymphatiques sont munis de
valvules, habituellement adossés par paires comme
deux nids de pigeon, le bord libre tourné vers le
cœur, de façon à laisser passer le sang et la lymphe
qui vont de la périphérie au centre, et à retenir le
sang et la lymphe qui seraient poussés du centre à
la périphérie. Ces valvules sont plus nombreuses

dans les veines musculaires que dans les autres
veines, comme pour assurer l'influence des muscles
sur la progression du sang veineux; plus nombreuses
et plus fortes dans les jambes que partout ailleurs,
comme pour lutter plus efficacement contre la
pesanteur; beaucoup plus nombreuses enfin dans
les lymphatiques que dans les veines comme pour
suppléer à toute pression centrifuge cardio-vascu-
laire. Grâce à cet artifice bien simple, tout changement de position dans le sens vertical et toute
pression exercée sur les veines et les lymphatiques,
feront forcément avancer le sang et la lymphe;
de là des exercices de pesanteur et des exercices
circulatoires par pression, extérieure ou intérieure.

Toute élévation d'une région du corps au dessus du niveau du cœur est un *exercice circulatoire de pesanteur*. Pour aussi sédentaire que
l'on soit, les bras ne sont pas toujours ballants,
et la circulation s'y fait en somme assez bien;
mais il n'en est pas de même des jambes, presque
continuellement en position déclive. Je ne conseille pas de les renverser comme dans le jeu dit
de l'*arbre fourchu*, dont les enfants des campagnes
sont coutumiers; il congestionne trop la tête
et n'est recommandable, chez l'adulte, que pour
vider le cæcum dans le cas de coliques appen-
diculaires; je recommande seulement de les

fléchir souvent et à fond pendant la marche et
dans les intermèdes des exercices de chambre ;
et de les soulever un peu au-dessus du
siège, complètement étendues, pendant le repos de quelques minutes qui suit l'exercice
vespéral. Quant à la position d'*autotransfusion*
qui consiste à relever à la fois les bras et les
jambes, le corps reposant sur le dos, il faut la
réserver aux individus dont les viscères, complètement anémiés, réclament impérieusement
le sang périphérique.

Dans les *exercices circulatoires* par *pression
extérieure* se trouve le *massage*, de la périphérie
au centre, suivant la méthode hindoue, et la
contraction musculaire, en tant qu'elle agit sur
les petites veines intermusculaires et les grosses
veines qui longent les articulations, justement
du côté de la flexion. Ici encore la marche et
la course sont les exercices par excellence ;
viennent ensuite les exercices de chambre aux
élastiques, et les *exercices passifs*, si utiles chez
l'enfant et le vieillard, indispensables à certains
malades pour lesquels on les a systématisés
sous le nom de *mécanothérapie*.

§ 3. — Exercices mixtes de respiration et de circulation.

Toute dilatation de la poitrine appelle le sang et la lymphe; toute réduction tend à les refouler ; d'où il résulte que les exercices de respiration sont forcément, à un certain degré, des exercices de circulation. Je ne parlerai ici que du plus intéressant, celui qui consiste à suspendre toute respiration, thorax midilaté, pendant que l'on active la circulation par des mouvements variés, notamment par la course. Son but est de développer les capillaires, veines, sinus et organes vasculaires capables de recevoir le sang poussé trop précipitamment pendant le travail, pour le restituer ensuite au moment du repos, et permettre ainsi sa complète rénovation. Ces *réserves sanguines*, ces *lacs de dérivation*, dont on n'a tenu nul compte jusqu'ici en culture physique, ont une importance extrême ; en limitant l'afflux du sang veineux vers le cœur, ils s'opposent à la dilatation de cet organe, cause principale de l'*essoufflement*. Les hommes de sport en ont fait sans le savoir ; il est de règle de ne pas respirer ou de respirer seulement une fois dans les 100 mètres, toute inspiration forte *fauchant les jambes ;* et de respirer peu, par intervalle et par saccades, dans le football, qui ressemble beaucoup à la course de vitesse. J'ai observé que le *bas ventre grossit alors de 2 à 3 centimètres,* comme si le sang chassé vers les centres, s'accumulait principalement dans cet immense lac que forment les racines de la veine porte[1].

Sappey croit que la présence d'une seule valvule à l'embouchure de la veine cave postérieure et en fermant à peine le tiers, a pour but de prolonger le contact du sang avec les viscères abdominaux ; mais il est bien possible qu'elle ait encore pour fonction de favoriser le reflux du sang veineux vers ses plus grands réservoirs naturels.

Sur un cheval tué en pleine course, Bouley trouva une rate pesant 7 kilogrammes. Cette observation pourrait faire croire que le sang veineux s'accumule surtout dans les glandes vasculaires sanguines (foie et rate) ; mais il en résulterait aussitôt une difficulté de circulation se traduisant par l'essoufflement et le point de côté. Ces glandes sont d'ailleurs petites chez les animaux de vitesse, et lorsqu'on fait du sprint, on s'efforce de brider la région

---

1. Dans les rounds à toute volée quelque boxeurs rejettent aussi par saccades l'air du poumon, parfois avec un léger sifflement (façon Mac Clowskey).

des hypochondres qui les recouvre ; on a même le sentiment d'une vaso-constriction profonde en cette partie de l'abdomen. Il est donc probable que les capillaires de la circulation générale et les veines, sont les principaux lacs de dérivation. Comme ces dernières sont énormes chez les ruminants, surtout le système porte, on s'explique pourquoi certains de ces animaux peuvent, sans grand essoufflement, soutenir de grandes courses, alors que leur poumon est presque complètement détruit par la tuberculose.

Pour qu'une portion notable du sang se mette ainsi en réserve, il faut que le reste suffise ; et les exercices de respiration circulatoire doivent aussi augmenter, tout autant que la suspension de l'hématose, la quantité totale du sang. C'est un fait constant chez les animaux plongeurs : le canard en a plus qu'un voilier de même poids (P. Bert) ; le phoque dont parle Buffon en donna un baril ; que doit-il en être des grands cétacés qui peuvent rester plus d'une heure sous l'eau !

Il est bien entendu que le sang veineux ne s'accumule dans ses réservoirs naturels que si le cœur droit résiste suffisamment à sa poussée centripète : en sorte que les exercices précités doivent enfin et forcément renforcer cette moitié du cœur, en son ventricule principalement.

Quoi qu'il en soit nous avons fait fausse route ; pour aussi paradoxal que cela paraisse, le *grand exercice respiratoire* consiste à *ne pas respirer du tout* pendant la course de 50, 100 et même 150 mètres pour des homme comme Hamond ; à respirer le moins possible dans les jeux de vitesse, soit des jambes (football) et soit des bras (boxe), et à respirer surtout des dernières côtes et du ventre dès que l'essoufflement commence. Cette respiration *dorso-costale basse* dont j'ai montré plus haut le mécanisme, peut être d'ailleurs obligée, comme dans la boxe, en raison de l'attitude voûtée du corps et du raidissement abdominal.

§ 4. — Exercices d'excrétion.

A. — *Exercices de sudation*

Il s'agira seulement ici des trois principales sécrétions : sudorale, urinaire et intestinale.

Les exercices de sudation sont les plus importants de tous chez les sédentaires ; sans eux il n'y a pas de santé possible dans les climats où la chaleur et la lumière naturelles ne sont pas suffisantes pour provoquer, elles seules, la dépuration cutanée.

C'est que la sueur enlève au sang un poison violent du cœur, de son centre d'excitation autant que de sa fibre, qui ne saurait passer par une autre émonctoire ; sa toxicité est telle, d'après Arloing, que la quantité sécrétée en vingt-quatre heures suffirait pour tuer un homme de 65 kilogrammes ; parfois même elle contribue à éliminer l'azote de désintégration.

C'est que cette sécrétion exige une vaso-dilatation cutanée, qu'à défaut de chaleur extérieure et de soleil, l'exercice seul peut produire ; dans le cas même où ces agents extérieurs sont capables d'amener la sueur, leur influence dépoisonnante n'est nullement comparable à celle du travail : d'après Arloing, la toxicité sudorale est ici quatre ou cinq fois plus forte. Ainsi, de toutes les façons de transpirer : chaleur obscure, chaleur lumineuse et exercice, la chaleur obscure ne vaut pas la chaleur lumineuse, et la chaleur lumineuse, l'exercice ; et il faut se garder de croire que l'étuve remplace le soleil et celui-ci le travail. Il est plus logique d'admettre qu'en les associant, on peut additionner tout ou partie de leur influence et augmenter ainsi leur efficacité ; dans le *travail au grand soleil*, par exemple, on fait collaborer les trois agents précédents, et l'on porte ainsi au plus haut point la dépuration cutanée.

Bien peu de troubles nutritifs, bien peu de gouttes en particulier sont capables d'y résister, surtout lorsqu'ils ont lieu loin du repas, c'est-à-dire plus aux dépens des réserves que

des matériaux circulants, ce qui exige de la part
de ceux qui s'y livrent une certaine vigueur
naturelle.

On ne comprendrait pas les effets de l'exercice
si l'on se contentait d'admettre une *sueur liquide*
comme on le fait d'habitude ; la *sueur volatile* a aussi
son importance : elle est même la seule chez des
animaux pourvus pourtant de belles glandes sudo-
ripares (chien adulte, hormis les pattes, porc
jeune). Difficile à capter, plus difficile encore à
analyser, cette sueur s'apprécie surtout par l'odo-
rat. Ainsi lorsque, par le mouvement, la peau est
devenue chaude, vivante, sans transpiration appré-
ciable cependant, et que l'odeur de musc monte
aux aisselles, comme disait Ronsard, il n'est pas
douteux qu'une forte dépuration s'opère de ce côté.
Et la preuve c'est que l'odeur de la peau, celle des
aisselles en particulier, s'améliore peu à peu au
point de rappeler l'odeur des ouvriers de plein air.
C'est donc bien à tort que certains individus, des
nerveux pour la plupart, renoncent à l'exercice,
parce qu'ils n'arrivent jamais à une transpiration
manifeste ; il est très possible que chez eux la transpiration gazeuse suffise.

On ne comprendrait pas non plus certains effets
dépuratifs de l'exercice, si l'on n'admettait des dif-
férences dans la sueur, suivant les régions. Je ne
parle pas précisément des sueurs très spécialisées,
comme celle des pieds, en rapport, selon moi, avec

l'auto-intoxication par l'intestin, et celle des aisselles, conditionnée plutôt par l'état général de la
nutrition et à tel point que son odeur est un té-
moin fidèle de cet état ; je fais allusion plutôt aux
sueurs de régions banales, considérées jusqu'ici
comme analogues. Ainsi l'on ne saurait assimiler
la sueur du front et de la partie antérieure de la
poitrine, presque exclusivement aqueuse, à la sueur
de la partie postérieure du cou, du dos et des reins,
très odorante et très salée, pas plus que celle des
jambes à celle des bras etc., ce qui me conduit à
admettre un effet général et un effet local dans
les exercices que je vais examiner.

Tout travail cérébral intense avec exécution
immédiate, amène la sueur au front : un ouvrier
très résistant me dirait qu'il ne suait de la
tête qu'en jouant aux cartes[1]. On devine, dès
lors, que les exercices à mains libres, qui exigent
une intervention énergique de la volonté,
déterminent une sudation abondante du front
et même de toute la tête, quand ils sont pra-
tiqués vivement pendant un certain temps.
Mais ces exercices ainsi compris, ne sont guère
recommandables qu'aux hommes froids, puis-

1. Il en est de même de la boxe, à cause de la vitesse d'esprit qu'elle exige.

sants et lourds du nord ; et d'ailleurs cette sueur frontale est seulement refroidissante : ce n'est pour ainsi dire que de l'eau.

La *marche* ne fait suer qu'à la longue les individus vigoureux d'un poids moyen ; elle a de plus le défaut d'agir surtout et parfois exclusivement sur les jambes. Pour la compléter, il faut lui adjoindre un effort des bras, aussi léger soit-il : on cite l'exemple d'un prince arabe qui guérit de la goutte en poussant tous les matins devant lui, à l'aide d'un mail, une boule où son devin avait enfermé la drogue qui devait être ainsi promenée pour agir ; s'il était plus pratique, le *port du sac de* 50 *à* 100 *kilogrammes* serait bien autrement à recommander : l'effort étant plus grand dans le tronc que dans les jambes, la sueur abonde au cou, au dos et sur les côtés du corps, depuis l'aisselle jusqu'aux hanches.

Dans la *course* en extension les muscles de la taille se contractent, quoique moins énergiquement que ceux des jambes, et la transpiration devient assez rapidement générale. En ces dernières années, de Raoul et Régnault ont introduit en thérapeutique la course glissée ou en

flexion, très utile à tous ceux qui ne peuvent courir
en extension (obèses et neurasthéniques avan-
cés...). Ils commencent à petite allure, en traî-
nant les jambes sous leur corps toujours prêt à
tomber, augmentent de vitesse insensiblement et
finissent par couvrir sans trop de fatigue, de
grandes distances. Ce n'est d'ailleurs qu'à cette
condition qu'ils suent abondamment.

Les *exercices de chambre* aux appareils élastiques provoquent, sans épuisement aucun, une
douce transpiration. Si l'on veut suer plus vite
et plus abondamment, il faudra s'adresser aux
développeurs à résistance continue : le Phénix,
les Réglettes ou simplement le Tube exerciseur.

En se couvrant tout le corps on favorise la
transpiration générale ; en ne couvrant qu'une
région, on peut n'obtenir qu'une sueur locale ;
cette *région seule maigrit.* Les entraineurs de
bêtes se servent couramment de ce moyen pour
déterminer un *amaigrissement régional*, celui
d'une épaule empâtée par exemple ; et l'on ne
voit pas pourquoi l'homme n'userait pas lui
aussi, d'un artifice aussi précieux de beauté et de
force. Les boxeurs seuls y ont songé. Une face
grasse et sanguine donnant sous le coup de poing

5*

de fortes ecchymoses, ils l'amaigrissent et la durcissent en la couvrant pendant la marche et la course. Tantôt ils relèvent simplement un grand col de pardessus et tantôt (tenue bizarre!), ils appliquent une couche de ouate ne laissant à découvert que les yeux. Ce procédé les enlaidit inévitablement, mais il laisse le moins de prise possible à la « dent d'autrui », suivant l'expression de La Fontaine, et cela leur suffit.

B. — *Exercices d'urination.*

La formation de l'urine comprend deux actes différents : 1° la séparation, par l'épithélium des tubes contournés, des produits de désassimilation des matières albuminoïdes et de quelques poisons venus de la nutrition : c'est l'*acte chimique;* 2° l'enlèvement de ces diverses substances par l'eau qui s'extravase au niveau des glomérules : c'est l'*acte physique.* Nous pouvons agir sur la *fonction tubaire* par l'alimentation, et à la fois sur celle-ci et la *fonction glomérulaire* par l'exercice. Tout mouvement accélère, en effet, le cours du sang et en augmente la pression : faire passer plus de sang dans le rein, c'est permettre aux cellules d'isoler une plus grande quantité de principes usés; élever la pression sanguine, c'est augmenter d'autant la filtration dans les glomérules.

La marche en un lieu frais est l'*exercice souverain d'urination*; viennent ensuite les exercices de chambre aux élastiques, corps peu couvert et fenêtres ouvertes : on choisira, comme mouvements principaux et comme intermèdes, des flexions et extensions à fond des bras et des jambes.

C. — *Exercices de défécation.*

Je comprends sous ce nom tous les exercices qui favorisent la marche du bol alimentaire, et finalement l'expulsion des fèces. Ils s'adressent surtout au gros intestin, dont l'absorption interne, les inflexions et éperons sont autant d'obstacles à la progression du chyme.

Ils porteront même plus particulièrement sur sa dernière portion, car la radioscopie vient de démontrer que, chez les personnes constipées, la marche du bol alimentaire est à peu près régulière jusqu'à l'angle gauche du colon, et que la stase se produit principalement dans l'S iliaque et le rectum.

L'exercice agit de trois façons sur la marche des fèces : 1° par pression directe ; 2° en exaltant le péristaltisme intestinal ; 3° en augmentant à la longue la musculature de l'intestin ; deux et même trois de ces influences peuvent se trouver réunies dans un seul exercice.

Le *massage du ventre* a une action immédiate, due beaucoup moins à la pression directe qu'à l'exaltation des contractions réflexes. On le pratiquera de préférence le matin au lit, et le soir avant l'exercice, ainsi qu'il a été dit.

Tous les *mouvements de flexion du tronc* sur les jambes et des jambes sur le tronc, agissent de même mécaniquement, par pression directe. Pour cette raison, et aussi parce qu'ils développent la sangle abdominale, je les ai beaucoup multipliés dans les exercices de santé précédemment décrits.

Pour activer le péristaltisme intestinal, il faut avant tout renouveler le sang qui stagne aux racines de la veine porte ; c'est pourquoi la *marche*, sans avoir d'action directe, est un si bon exercice d'exonération. *A priori* la *course* devrait agir dans le même sens et plus puissamment encore ; mais elle produit par ailleurs deux effets contraires à la défécation : l'absorption intense et la sudation ; son résultat final pourra donc varier suivant les circonstances.

Les développeurs ont une influence moins pro-
noncée, mais plus certaine.

Les exercices qui précèdent ne sauraient dispenser d'autres moyens d'évacuation, parmi lesquels je conseille l'eau fraîche et un léger excès
alimentaire.

L'*eau fraîche* prise lors du repas donne la santé,
dit le Prophète ; celle qu'on ingère le matin, pendant la toilette, chemine si vite dans l'intestin
qu'en quelques instants elle arrive dans les fèces ;
le soir, elle passe davantage dans la sueur. Bien
des gens vont chercher au loin, à Vichy ou ailleurs,
la santé qu'ils trouveraient chez eux avec de la
bonne eau de source, ou même celle de pluie, captée
proprement, filtrée et conservée profondément.

Hippocrate a bien raison de dire que la meilleure
façon de se purger est de manger, en excès, certains aliments ; pas précisément ceux qui laissent
un lest considérable, mais ceux qui progressent
vite, soit par la rapidité naturelle de leur digestion (aliments verts), soit par une huile légèrement
purgative (lentilles) et soit par la fermentation de
la portion indigérée (aliments en général) : c'est la
partie *turbulente qui fait expulser le reste*, dans le
gros intestin principalement. Puisque la culture
physique développe plus la musculature que les
glandes digestives ; puisque, parmi ceux qui s'y
livrent, il est beaucoup de névropathes dont l'intestin s'apparesse pour le moindre repos, comme

chez Montaigne, ce moyen de se purger est spécialement recommandable ici. De tous les aliments-
volume, celui qui donne le meilleur coup de balai,
tout en nourrissant bien, est une salade de laitue
ou romaine, abondamment arrosée, surtout d'huile,
et mangée en même temps que des pommes de
terre sautées. On a soin de mastiquer d'abord une
grosse bouchée de salade, puis, dans l'émulsion
ainsi obtenue, la pomme de terre [1].

Ceci n'empêche pas l'*exercice direct*, c'est-à-dire
la présentation à la garde robe à des heures régulières, au moins une fois, le matin, au saut du lit
ou peu après, avec effort soutenu en position
accroupie, suivant la méthode anglaise.

J'ai la conviction intime que certains exercices développent la musculature de l'intestin,
tantôt par pure relation sympathique : on ne con-
çoit pas un intestin mince en même temps qu'un
gros râble et des parois abdominales épaisses,
et inversement ; tantôt par continuité de tissu :
en avant, des masseters au pharynx, du pharynx

---

1. Quelques cuisinières ont l'habitude d'écraser des pommes
de terre bien cuites dans la plupart des soupes. En mangeant
de celles-ci au souper et au petit déjeuner, en ayant soin de
bien mastiquer les petits morceaux de pomme de terre épar-
gnés par l'écrasement. on est à peu près sûr d'avoir des selles
abondantes et molles. Enfin les choux paraissent agir de trois
façons : comme lest, comme émollient et comme absorbant des
matières grasses.

à l'œsophage, etc. ; en arrière, du bassin à l'anus,
de l'anus au rectum, etc. A tous ceux qui ont de
l'atonie digestive native ou qui l'acquièrent en
réduisant outre mesure les aliments (Mathieu èt
Roux) ; à tous ceux qui adoptent, de peur de
trop se nourrir, cette misérable ration d'entretien, je conseille tous les exercices de corsage,
particulièrement les 4ᵉ et 5ᵉ intermèdes du grand
exerciseur de chambre, et l'exercice maxillaire,
qui termine les exercices de nutation.

§ 5. — Exercices de mise en réserve de chair ou incarnatifs.

Quelle que soit sa fonction, le muscle est une
réserve importante d'albumine (myosine et mus-
culine) et de fer (hémoglobine). Par la culture
on peut développer beaucoup, peut-être trop,
cette mise en réserve : les exercices de volonté
et ceux qui s'en rapprochent le plus (altères
légères et élastiques) sont particulièrement incarnatifs (fig. 62-71); après viennent les poids
moyens et les petits poids lourds, qui donnent
des chairs plus fermes.

Pour que les muscles retiennent les matériaux
de réserve, il faut que le sang les leur apporte; et

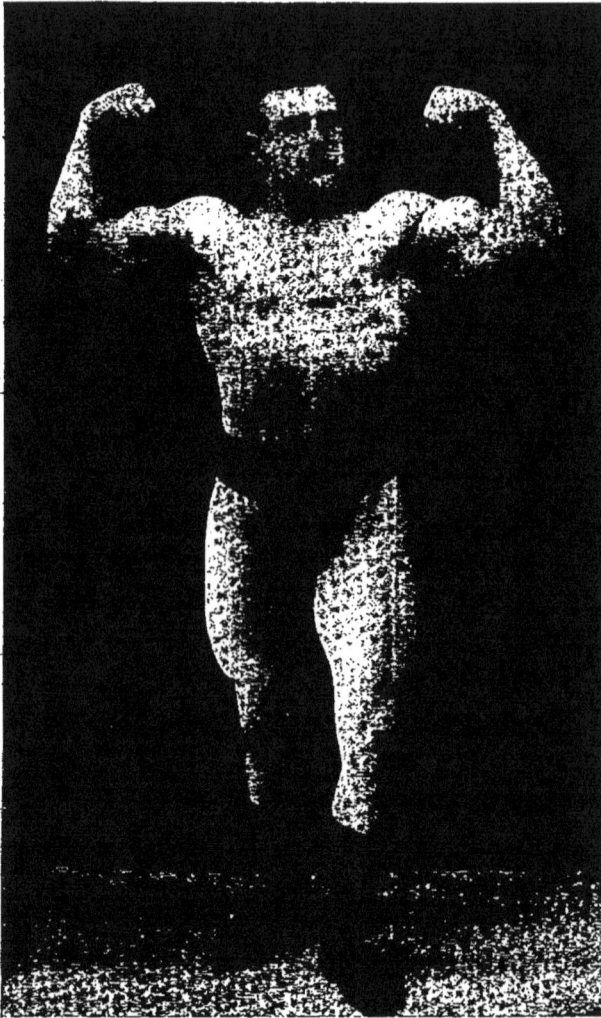

FIG. 71. — Hackenschmidt, qui fut naguère l'idole de Londres
pour sa musculature et sa force, aux poids et à la lutte.
(Journal *la Culture Physique*.).

celui-ci ne peut les prendre qu'à l'alimentation ou
aux réserves déjà existantes. Or l'albumine n'est
pas fabriquée par l'organisme, comme la graisse et
le sucre; elle est apportée toute faite par les aliments, et le régime qui, selon moi, donne spontanément le plus de chair, est une association, dans
la proportion de 3 pour 1, de légumineuses, surtout
de haricots, et de viande rouge, surtout de viande
de bœuf. Au Japon les instructeurs de jiujitsu re-
commandent avant tout les oléagineux; et d'après
les observations que j'ai faites sur les Turcs de
la Bulgarie annexée, les plus beaux des types rus-
tiques, et sur des athlètes français provençaux,
l'*huile d'olive* de très bonne qualité favorise la formation du squelette et des muscles. Elle donne
surtout une certaine consistance et une certaine
bruneur à la chair et à la peau, lustre celle-ci plus
qu'elle ne l'engraisse, ce qui convient on ne peut
mieux à la défense contre le chaud.

Cependant les entraîneurs des bêtes comme
des hommes admettent unanimement que pour
faire des muscles, il faut de la graisse en trop.
Quand un individu maigre se présente dans
une école de jiujitsu, au Japon, on lui dit
invariablement : « Allez engraisser, vous re-
viendrez ensuite. » Au point de vue sportif, oui ;
au point de vue santé, nom : un exercice léger

peut favoriser à la longue aussi bien la mise en réserve de graisse que celle de chair et de sang.

Il est d'ailleurs un moment où l'individu le plus maigre présente dans son milieu intime tous les principes immédiats que le muscle peut incorporer ; c'est pendant la première phase de la digestion, alors que l'absorption est tellement intense que la mise en réserve ou l'émonction ne parviennent pas à débarrasser le sang des principes absorbés. Le muscle exercé à ce moment bénéficiera, plus que tout autre organe, de cette *nutrition de luxe*. Nous verrons plus loin que les exercices de sanguification exigent des conditions opposées ; en sorte qu'on peut poser ce principe fondamental de culture physique : *près du repas pour la chair; loin du repas pour le sang*, que la nécessité d'assurer la digestion précédente et de préparer la digestion future, fixent à trois heures au plus tôt et six heures au plus tard.

A côté de l'engraissement azoté général, je dois citer l'*engraissement azoté* régional : chaque groupe de muscles a sa composition, et il existe chez l'homme des *catégories de chair* comme chez les bêtes des catégories de viande. Ainsi l'individu naturellement sec, manquant de sève suivant l'expression populaire, devra fortifier avant tout le petit oblique de l'abdomen, une portion du grand oblique, les fessiers, les adducteurs de la cuisse et la partie basse des muscles de la masse commune : il y a là une réserve énorme de sérum. L'homme assez musclé, mais maigre, développera plutôt la partie haute des muscles rachidiens : c'est entre leurs multiples faisceaux que la graisse musculaire se dépose le plus abondamment. Enfin ceux qui sont à la fois charnus et gras pourront encore augmenter leur réserve azotée et leur réserve azotée à peu près seule, en exerçant les muscles de l'avant-bras et du mollet. On voit donc que, par la culture systématique, l'homme devient en quelque sorte le maître de la mise en réserve la plus importante, pour les plus hautes manifestations de la beauté et de la force.

§ 6. — Exercices de sanguification.

Ces exercices ont pour but d'augmenter le nombre des globules rouges du sang et leur richesse en hémoglobine. Tous les tissus y gagnent, mais principalement les centres nerveux, à tel point et de si près asservis aux conditions externes de la vie, résumées et contenues dans le sang, dit Laulanié, qu'ils n'en peuvent

tolérer même la suppression passagère. Enrichir
le sang, c'est donc augmenter la force nerveuse ;
et les exercices de sanguification constituent,
d'une manière plus générale, des *exercices d'é-
nergie vitale*.

Ils doivent avoir lieu au grand air ; comporter
un déplacement continuel du corps, et activer
considérablement les échanges gazeux, sans
grand effort et sans fatigue. Telle est la course :
c'est bien *l'exercice suprême du sang*. Son influence est d'autant plus grande qu'elle a lieu
plus loin des repas, parce que la stase sanguine
qui accompagne la digestion est alors à peu
près dissipée, et que le sang est en grande partie débarrassé du chyle fourni par cette digestion. On aura soin de se mettre progressivement
en haleine, et de courir suivant sa force, *à sa
pointure* dit M. Sée.

Après la course viennent les *jeux* de plein
air qui ne sont qu'une occasion de marcher et
de courir. On les préfère en général à la course
comme plus récréatifs, mais ils ne la valent
pas : les départs et arrêts sont trop brusques et
les changements de vitesse trop fréquents.

§ 7. — Exercices de calorification.

La chaleur animale résulte du *travail commun* de la matière vivante (Chauveau). Mais la contribution des divers tissus est très inégale ; d'après Richet les muscles en fournissent 77 0/0, pour deux raisons : ils forment presque la moitié du poids du corps ; leur puissance respiratoire est de 1. Ceci pour les muscles au repos ; pendant le travail, c'est bien autre chose : le nombre de calories passe de 2.300 à 3.630, soit 1.330 calories supplémentaires, dues exclusivement à l'activité musculaire. Cette chaleur vient principalement de la destruction du sucre apporté par le sang : la simple tonicité en brûle 2 grammes par kilogramme et par heure (coefficient thermique), et le travail 8 grammes, quatre fois plus par conséquent.

De ces considérations de physiologie il résulte que la culture physique, en augmentant à la fois le volume et la tonicité des muscles, élève la puissance calorifique de l'homme, aussi bien au repos qu'en mouvement. Dans le travail dit stérile l'énergie se dissipe en chaleur ; aussi l'exercice le plus calorifique est-il celui de plus grande tension élastique et de moindre travail dynamique. Le *frottement* au *tube exerciseur* remplit idéalement ces conditions : l'effort élastique est général et continu, et la seule manifestation extérieure de l'énergie réside dans l'échauffement graduel du tube.

Avec leur travail mi-négatif les développeurs de chambre échauffent lentement, doucement et sans fatigue ; ce sont les meilleurs exercices de calorification pour les individus fragiles.

La marche et la course ayant lieu au grand air, ne sauraient préserver du *saisissement* que l'on éprouve quand on sort l'hiver, sans s'être préalablement exercé ; elles peuvent donc compléter, mais non remplacer, les exercices précédents. Quant aux applications froides que ces derniers permettent et appellent, elles endurcissent tellement l'individu à la longue, que j'en ai fait un des principaux chapitres de l'éducation physique.

Le rôle des muscles dans la défense contre le froid, aussi important soit-il, ne doit pas faire oublier celui des viscères, particulièrement des organes digestifs et de leurs annexes, notamment du *foie*, où se fait le plus gros travail d'incorporation : Cl. Bernard a prouvé que le sang qui en sort est le plus chaud de l'économie. Je considère même que cette *chaleur de nutrition* passe avant celle de travail, parce qu'elle est plus générale et continue.

Que ferait-on pendant le repos? Que ferait-on surtout pendant le sommeil sans cette *chaleur qui
veille* au sein du foie ? Les *couche-dehors* de Bercy
ne travaillent guère ; il en est pourtant qui couchent
depuis vingt et vingt-cinq ans sous les ponts et
sur les quais, entre deux demi-muits, sans autre
protection que leurs loques. C'est au vin qu'ils
empruntent surtout le calorique ; le pays n'est pas
assez froid pour le demander aux graisses ani-
males et de mammifères marins et à l'huile de
poisson, dont le travail de digestion, de mise en
réserve et de reprise engendre une quantité énorme
de chaleur.

§ 8. — Exercices de rénovation intime et de dépoisonnement général.

Un mouvement incessant de vie et de mort anime
le protoplasma. L'élimination de la partie morte
(albumine et ses dérivés) rappelle assez la chute de
l'épiderme et des planères pour que Bilz ait pu l'appeler *mue intime ;* elle est activée par diverses causes
dont les plus importantes sont incontestablement
l'eau et l'exercice.

De l'*eau* je dirai seulement qu'elle est tellement
utile à la désintégration et au dépoisonnement
général, que l'on doit s'efforcer d'acquérir la *constance sanguine* qui permet d'en boire, sans dommage,
une certaine quantité ; les intoxiqués de toute
sorte ont surtout intérêt à activer le *courant d'eau*
dans lequel tous nos éléments vivent, suivant

l'expression d'Hoppe-Seyler, ce qui ne peut avoir
lieu évidemment qu'en augmentant à la fois l'eau
introduite et l'eau expulsée. Cela est facile dans ces
pays privilégiés où l'eau sort du sol si savoureuse et
si digeste qu'on en boit par plaisir; mais ailleurs
l'entraînement à la digestion de l'eau est une nécessité ; et il est bien regrettable que la culture
physique, hormis au Japon, ne l'ait pas fait entrer
jusqu'ici dans son enseignement. Elle aurait dû
appliquer aux exercices physiques ce qu'Aristote
disait des exercices intellectuels : *Aucun n'avoir
fruit s'il ne nettoie et ne décrasse.* Et de fait le plus
petit buveur peut, après l'exercice vespéral, absorber quelques gorgées d'eau ; c'est même nécessaire
après sudation pour rétablir l'équilibre aqueux de
l'organisme. Les grands buveurs, qui sont aussi
de grands sueurs, peuvent en absorber davantage ;
mais ce n'est pas absolument nécessaire, et le moment du *grand lavage* reste pour tous, le matin,
après la toilette. Il y a d'ailleurs, entre les deux
lavages, une différence de qualité : l'eau du matin
s'élimine principalement par le rein et l'intestin,
tandis que celle du soir passe presque entièrement
dans la sueur par un temps chaud, partiellement
dans la sueur et l'urine par un temps frais ; et c'est
pourquoi le lavage matinal est incomparablement
moins affaiblissant et plus dépoisonnant que le
lavage d'après-midi. Quelques individus boivent
abondamment le soir au moment de se coucher ;
mais le lessivage ainsi obtenu ne va pas sans un

certain affaiblissement de nuit, et à la longue, un certain engraissement.

L'exercice n'est pas difficile à choisir. Puis-qu'il doit à la fois être peu toxique, brûler le plus possible les produits de désintégration et favoriser l'élimination des autres, il sera modéré, tout au moins sans fatigue : c'est ainsi qu'il *diminue le plus la toxicité urinaire*, suivant l'importante découverte de Bouchard. Je n'en connais pas de plus recommandable que la marche du matin et l'exercice de chambre du soir.

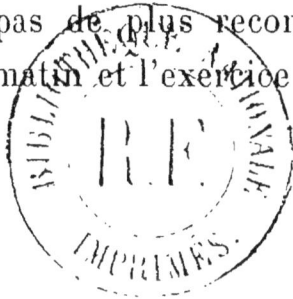

6

CHAPITRE II

EXERCICES DE RELATION
OU D'ACTIVITÉ

L'enseignement physique comporte deux de-
grés, comme l'enseignement moral : l'*enseignement physique primaire*, qui ne s'occupe que
des mouvements simples, et l'*enseignement
physique supérieur*, qui étudie les associations
les plus diverses de ces mouvements. Ce livre
n'a trait qu'au premier ; et c'est pourquoi il ne
sera question, dans ce chapitre, que des exercices d'intégrité, de beauté et de force.

§ 1. — Exercices d'intégrité.

J'appelle ainsi les exercices devant assurer
la direction, l'étendue et la forme des principaux
mouvements. Très utiles dans la jeunesse pour
établir en quelque sorte la *physiologie* du mouvement, ils le sont moins chez l'adulte bien
constitué, et le redeviennent, quoique à un

moindre degré chez le vieillard, dont la vie de
relation est plus ou moins compromise. On en
abuse beaucoup dans la gymnastique suédoise
et ses imitations. Ce travail sans résistance et
sans attrait est particulièrement épuisant pour
les enfants qu'on y soumet en ce moment un
peu partout, sans égard pour leur tempérament
et pour leur race. A plus forte raison en est-il
de même pour l'adulte, qui a déjà trouvé dans
les exercices de chambre une occasion agréable,
moins ennuyeuse tout au moins, d'exécuter le
plus grand nombre des mouvements essentiels.
Je considère que chez lui un exercice d'intégrité mensuel est largement suffisant : il comprendra les mouvements élémentaires signalés
à l'éducation physique de la jeunesse.

§ 2. — Exercices de beauté.

La beauté peut être définie : l'*éclat des qualités intimes*. Elle est généralement liée à la
bonté, mais pas d'une façon absolue comme le
voulaient les Grecs, qui n'avaient qu'un mot
pour les désigner toutes les deux. Jusqu'ici on
ne s'est occupé, en culture physique, que de la
beauté de la forme ; c'est bien l'essentielle, mais il

y en a d'autres tenant à la couleur et à l'odeur. A
propos de la forme, on s'est même limité à celle
du corps, et l'on a considéré bien à tort que
le visage était inaccessible à nos moyens physiques de perfectionnement.

A. — *Exercices de beauté du corps.*

Un homme peut être trop petit ou trop grand,
trop maigre ou trop gras, pas assez ou trop
charnu, et manquer de proportion. Par l'exercice
il faudra donc le grandir ou le rapetisser, le
grossir ou l'amincir, le muscler ou le démuscler
et l'harmoniser. De là une série d'exercices que
je vais examiner dans l'ordre ci-dessus, et une
série de régimes sans lesquels ces exercices ne
sauraient produire un résultat marqué.

a) *Exercices de grandissement.* — La taille
est une beauté de premier ordre chez l'homme :
les hommes petits, dit Aristote, peuvent être jolis,
mais non pas beaux ; et les femmes et femelles domestiques donnent raison au « maître de ceux
qui savent » en accordant habituellement leurs
faveurs, les premières aux hommes grands,
les secondes aux mâles de même condition.
C'est même là une cause de sélection dont les

Darwinistes n'ont pas tenu un compte suffisant.

Le grandissement diffère de la croissance en ce qu'il ne suppose pas de nouvelles formations osseuses : c'est l'*élongation* par changement de forme. Il ne saurait avoir lieu, par suite, que dans la région du tronc, par l'effacement des courbures vertébrales et peut-être aussi par l'épaississement des disques intervertébraux. Tout exercice rationnel est grandisseur puisque, parmi les muscles qu'il développe, il en est qui redressent le rachis et refoulent sous le corps des vertébrés la gelée qui forme les disques Müller n'est donc pas le seul à avoir remarqué qu'après quelque temps de culture physique, la taille a augmenté de 2 et 3 centimètres. Mais il est des exercices spécialement grandisseurs, comme les poses plastisques et d'une manière plus générale les raidissements avec déploiement du corps, et ceux des mouvements à mains libres, aux altères ou aux caoutchoucs, qui comportent une forte extension de la colonne vertébrale. Parmi ces mouvements je recommande particulièrement l'élongation au lit, le matin avant de se lever; l'élongation contre le dormant d'une porte dans l'intermède dont il a été déjà question ; la marche du gladiateur combattant et surtout l'extension vertébrale représentée figure 50.

Il n'est donc pas besoin, pour grandir, d'appareil spécial. Cependant celui qu'a imaginé Desbonnet est très bien adapté à ce but. Il se compose : 1° d'une

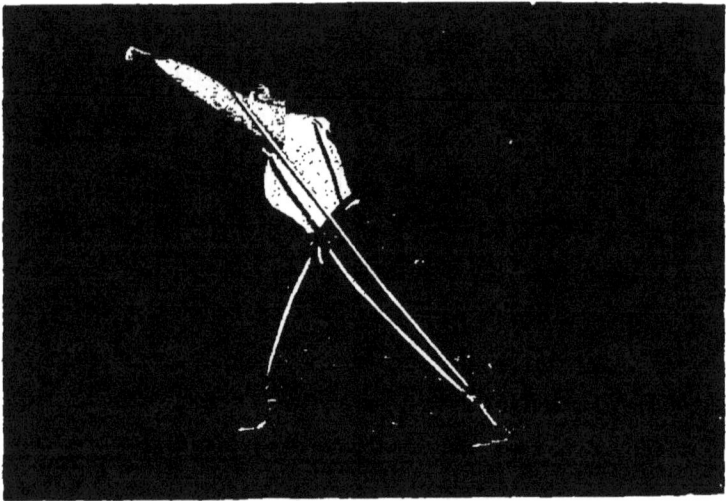

FIG. 72. — Exercice de grandissement.
(Mme Desbonnet).

courroie formant ceinture ; 2° de deux bretelles fixées à cette ceinture et ajustées au corps ; 3° de deux étriers fixés aux pieds et munis extérieurement d'une petite poulie ; 4° de deux cordons de caoutchouc passant dans ces poulies et se terminant, d'un côté, par un mousqueton fixé à la ceinture, et, de l'autre, par une poignée tenue à la

main. On peut exécuter avec cet appareil des mouvements très variés ; la figure 72 représente l'un
des plus efficaces.

Il est probable que les exercices de grandissement provoquent indirectement des formations
osseuses chez les individus jeunes et chez les
adultes qui ont encore quelques poussées de croissance. Aussi est-il prudent, quand on s'y livre,
d'assurer la fourniture minérale du corps par une
alimentation qui sera examinée dans le second
livre, à propos de la jeunesse.

b) *Rapetissement*. — Jadis, les conscrits qui
voulaient se faire réformer pour défaut de taille
se condamnaient à de longues marches, portant sur la tête un léger fardeau. Ils marchaient
la nuit de préférence, moins pour ne pas être
vus que pour maigrir et pâlir, et se présenter
ainsi devant le conseil de revision en plus misérable état. On ne pouvait trouver, pour un
plus mauvais but, un meilleur exercice : la
marche et le portage sur la tête additionnaient
leur influence. Mais il est un autre moyen de
se rapetisser, tout au moins de croître le moins
possible ; c'est l'exercice des poids lourds : il
agit d'une manière générale en absorbant une
quantité énorme d'énergie, et d'une façon locale

en bridant les os par des muscles gros et courts.
Le fait est bien connu dans l'industrie : tout
jeune homme qui y est astreint à de grands
efforts se consolide très vite dans un petit format. Si l'individu qui se livre assidûment à
l'exercice des poids lourds fait en outre du tas-
sement par le coltinage, il est certain de rester
ou de descendre à la plus petite taille que son
organisation première lui permettait d'obtenir.

La gymnastique aux agrès agit dans le même
sens que les poids lourds. Les gens de cirque
le savent bien ; ils y soumettent de bonne heure
leurs enfants, non pas seulement pour leur
donner de belles saillies musculaires, mais pour
les maintenir à une taille au-dessous de leur
âge, et faire croire ainsi au public qu'ils sont
plus jeunes.

c) *Engraissement.* — L'aphorisme zootech-
nique tant connu de Baudemant : « L'engraissement est le repos au sein de l'abondance »,
n'est vrai que pour les animaux dont la santé
ne s'altère pas sensiblement par la stabulation
permanente ; pour les autres, un certain degré
de mouvement est nécessaire. L'homme se place
entre les deux : quelques individus supportent

bien la sédentarité, et d'autres (c'est le plus
grand nombre) ont absolument besoin de mouvement. Chez ces derniers l'engraissement suppose d'abord la pratique des exercices de santé :
on ne *suera* que juste ce qui est nécessaire
au dépoisonnement ; de temps à autre l'après-
midi sera presque entièrement consacrée au
travail des viscères.

La maigreur la plus laide en même temps
que la plus significative est celle de la peau de
la face, de la partie antérieure du cou et de la
partie haute de la poitrine. Ceux qui en sont
affligés doivent s'interdire tous les exercices
violents, aussi bien ceux de volonté que les
autres, et se contenter de promenades et de
mouvements en souplesse aux développeurs
élastiques. Ils devront aussi s'astreindre aux
ablutions froides régulières dont il sera question dans le second livre.

Mais tous ces moyens seraient insuffisants sans
un régime comprenant une petite quantité de
très bonne *viande* pour supporter la bonne graisse,
et un mélange de *féculents et de sucre*, avec grande
prédominance des féculents, le tout pris *trempé
chaud*, pour en fabriquer abondamment.

d) *Amaigrissement.* — Sous prétexte de se faire maigrir, beaucoup de gens se rendent malades, les uns parce qu'ils ne sauraient bien se porter qu'étant gras, et les autres parce qu'ils ont trop attendu pour modifier si profondément leur organisation. Le critérium de l'amaigrissement physiologique, du *bon amaigrissement* si l'on veut, est pourtant facile à saisir : à la place de la graisse molle et tombante, à la place de la graisse abdominale, doit se former la graisse haute, de la figure, du cou, des épaules, et une petite quantité de chair ; en même temps le teint doit prendre de la couleur et du brillant.

Le travail est le grand moyen d'amaigrissement. En réduisant les entrées, sans toucher presque aux sorties, la plupart des régimes contre l'obésité privent le patient de grandes satisfactions, l'affaiblissent, et l'allègent plus du muscle et de la bonne graisse que de la mauvaise. Le meilleur des exercices est celui qui donnera *le plus de sueur* pour une faible dépense nerveuse. La marche ne suffit pas, même en montagne ; elle épuise par sa durée obligée, et fait transpirer surtout les jambes. Si elle fait des miracles en Allemagne, sous le nom de *cure de terrains*, c'est que les obèses qui s'y sont soumis jusqu'ici, Bismark par exemple, étaient tellement lourds que tout autre exercice leur était pour ainsi dire impossible. Autrement il faut la compléter par la course : en extension chez les plus forts, de temps à autre même sur l'avant-pied, pour faire tomber plus sûrement le ventre (Pini) ; en flexion chez les plus faibles, ne serait-ce que pour rendre la *peau plus vivante*, suivant la juste expression des malades qui s'y soumettent ; et par le saut, qui fortifie plus encore que la course sur l'avant-pied, la sangle abdominale. Mais si l'on veut une sueur plus riche ; si l'on veut remuscler les régions qui se dégraissent, il faudra pratiquer en même temps les exercices de chambre, d'abord aux développeurs élastiques, puis au *tube de cuivre, l'appareil sudateur* par excellence.

Un même exercice est d'autant plus amaigrissant qu'il a lieu plus loin des repas, alors que la consomption de luxe étant finie, le travail se fait forcément aux dépens des réserves. Les premières radiations et l'air frais du matin excitent encore la désintégration, en sorte que la course au lever du jour est incontestablement, pour ceux qui peuvent s'y livrer, le meilleur exercice d'amaigrissement.

Le régime viendra ensuite. On pourrait retourner l'aphorisme de Baudement et dire : « *La maigreur, c'est le travail au sein de la misère* » ; mais ce moyen héroïque de combattre l'obésité n'est inoffensif que chez des individus exceptionnellement vigoureux, et il est douloureux chez tous. On se contentera donc de réduire, sans amener une trop grande gêne, les trois facteurs essentiels de l'engraissement : le sommeil, les boissons et les féculents. On évitera surtout le sommeil matinal, les boissons chaudes et le mélange des aliments solides et des boissons. Le premier déjeuner sera réduit à ce qu'il est nécessaire pour *réfréner* les *aboys* de l'*estomac*, comme disait Rabelais, afin que l'exercice matinal attaque les réserves, et le dîner à un seul plat digeste et peu nutritif, pour ne pas fatiguer les viscères et limiter l'engraissement de nuit.

e) *Musclement.* — Entre les exercices incarnatifs dont j'ai déjà parlé et le *musclement systématique* dont il va être question, il y a cette différence, que les premiers visent seulement les réserves de chair, tandis que les seconds s'adressent à sa répartition, c'est-à-dire à l'harmonie générale de la musculature. Commençons par les exercices d'*auto-antagonisme* ou de *volonté*, dont l'influence trophique incomparable a été précédemment établie.

S'il s'agit de muscler tout le corps, on divisera la difficulté pour la résoudre, suivant le principe cartésien, et l'on procédera par muscles, groupes de muscles et régions, ainsi que l'enseignait Ling sous le nom d'*exercice fractionné* (Lagrange). De cette façon on évitera tout retentissement général de l'exercice (épuisement ou intoxication), et l'on pourra hypertrophier au maximum chaque région. On recommencera par la face, de la face au cou, du cou à la poitrine, de la poitrine au ventre, du ventre au dos, du dos aux bras et des bras aux jambes ; mais, à chaque séance, on fera un retour bref sur les mouvements précédents, afin de consolider l'hypertrophie déjà obtenue.

S'agit-il seulement de muscler certaines régions, on n'exercera que celles-là : les toucher de la main, les frapper, les lacer légèrement et les regarder dans une glace (Surier), sont autant de moyens de diriger de ce côté, sans trop de fatigue, une attention forte et soutenue.

Même en s'en tenant à la beauté, les exercices

7

d'auto-opposition n'ont pas que des avantages ;
ils amaigrissent la peau et les régions extérieures
au point de montrer les *coutures*, comme dirait
Montaigne ; ils donnent des muscles gros et
courts, et par suite des contours bousselés et
heurtés (*fig.* 62). On peut éviter le premier défaut par une exercitation modérée (Desbonnet) ;
il est à peu près impossible de se mettre à l'abri
du second, les muscles gros et courts étant inséparables des contractions à fond, base de l'hypertrophie.

Au lieu de s'exercer à mains libres, certains
athlètes prennent des altères très légères (3 à
4 livres), et répètent le même mouvement un très
grand nombre de fois : l'hypertrophie musculaire
est encore plus grande (*fig.* 71). Enfin l'on peut
user des développeurs de chambre, et l'on obtient alors, en raison de l'absence de tout tiraille-
ment, de toute résistance, un muscle gras et
des formes rondes rappelant un peu celles de la
femme. Associés aux poids moyens et petits poids
lourds, les développeurs de chambre donnent
une musculaire forte et harmonieuse, dont le
seul défaut est de devenir facilement excessive
chez les individus portés aux réserves de chair.

Tous les hommes d'âge qui s'intéressent à notre évolution physique ont observé que la génération actuelle est plus forte des bras et des jambes, et moins forte du corps que la génération précédente. Il n'est donc pas besoin de comparer nos athlètes aux athlètes grecs pour se rendre compte que nous sacrifions un peu la partie la plus importante de notre corps. Pour éviter ce grave défaut j'ai modifié d'abord, comme il a été dit, les exerciseurs de chambre ; mais pour obtenir à la fois la poussée musculaire et la poussée osseuse, tout autant que pour durcir

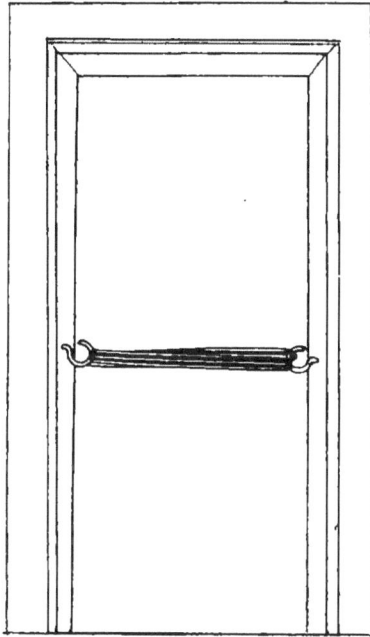

Fig. 73.
Exerciseur-percuteur.

les muscles et les os, j'ai dû en créer un autre que j'appelle *exerciseur-percuteur* du tronc, parce que, à chaque mouvement, les muscles contractés rebondissent sur les caoutchoucs arrivés à la limite d'élasticité de leur entoilage (*fig.* 73). En prenant ce développeur trois jours de suite sur cinq, aussitôt après la nutation, on obtient un développement du tronc qu'aucun autre moyen hormis le *massage de la lutte* ne saurait donner au même degré. On peut même fortifier spécialement les gouttières dorsales en leur région moyenne et basse, les côtes sternales et les côtes libres : c'est la *beauté suprême*, fréquente chez les ouvriers des durs travaux, rare chez les athlètes, qui recherchent surtout les poitrines bombées, les boxeurs excepté, à peu près inconnue chez les sédentaires.

A propos de l'*exerciseur percutant* et d'une manière plus générale de la contraction musculaire sous le *choc*, je ferai observer qu'il y a là deux modes de contraction différents, l'un dû à l'excitation volontaire transmise par le nerf moteur, et l'autre engendrée directement par la percussion et tellement indépendante du système nerveux que les physiologistes l'ont appelée *idio-musculaire*. Non seulement celle-ci s'ajoute à celle-là sans frais aucun d'innervation, mais elle durcit le muscle davantage et pour plus longtemps : à force de recevoir des coups de poing à l'estomac les boxeurs possèdent là une cuirasse qui les en protège, tout en maintenant la colonne vertébrale bandée comme

un arc : c'est le cas de dire que la fonction fait
l'organe ; à force de recevoir la *colée* (coup
d'avant-bras sur le cou), Gulam a acquis en cette
région une force et une résistance contre laquelle
les tirades à la nuque et les colliers de force sont
radicalement impuissants. Il y a là une voie nouvelle ouverte à la culture physique et aux sports.

f) *Démusclement.* — Par là il faut entendre,
moins la réduction absolue de la quantité de
chair, que l'allongement et l'effacement partiel
sous la peau, de muscles gros et courts[1]. On y
arrive sûrement en modifiant la forme du travail (Borelli, Marey), c'est-à-dire en substituant
l'étendue de contraction à l'intensité.

Ainsi le mollet est-il gros et court, au lieu
de marcher sur les orteils dans l'intermède signalé, on s'élève et on s'abaisse sur le plancher,
ou mieux sur le bord d'une planche ; on peut
aussi allonger le pas dans la marche habituelle.
Pour les muscles des bras et des épaules rien
ne vaut l'exercice des massues et la boxe.
Enfin la suspension aux agrès, l'élongation à la
façon suédoise, le soutènement de poids lourds,
bras tombants, les pandiculations matinales et

---

1. Le *déliement*, diraient les Anglais.

divers autres exercices conduisent au même but.

g) *Proportionnement*. — Je suis bien obligé d'appeler ainsi, faute d'une expression plus euphonique, l'ensemble des exercices capables de modifier les rapports de longueur et de volume des diverses régions du corps. Rarement, pour ne pas dire jamais, ce rapport n'est spontanément harmonique, et les · exercices qui tendent à l'y amener sont les plus essentiels des exercices de beauté.

Pour développer les jambes au détriment du tronc, le football est merveilleux. Il agit à la fois sur les os, les articulations et les muscles, à cause des pressions (départs et arrêts brusques) et des chocs (coup de pied) : naturellement l'association est plus efficace ici que le rugby. Le saut donne plus de chair, mais moins d'os et des articulations plus fines ; la course vient ensuite, d'autant plus hypertrophiante qu'elle est plus sautée. Quant à la marche, elle produit plus d'os que de chair et fortifie surtout le pied.

Si le tronc est petit, rien de plus facile que de le faire grossir en haut : la poitrine est certainement la région la plus malléable, et l'on n'aura que l'embarras du choix dans les bombements en raideur, les exercices respiratoires, et les mouvements de l'épaule aux développeurs de chambre. Par contre, le bassin une fois formé. est très rebelle à toute intervention, et c'est plutôt pendant la jeunesse qu'il faut l'élargir, tout autant et plus par l'alimentation que par l'exercice. Cependant la course, le saut, surtout le saut combiné à pieds joints, les mouvements du tronc sur les jambes et inversement, soit au développeur de chambre et soit à mains libres, et les intermèdes 4 et 5 du grand développeur, peuvent élargir et épaissir ses os dans une certaine limite. Mais le *portage* reste, pour tous ceux qui peuvent s'y livrer, le grand exercice de cette région du corps : c'est chez les coltineurs au sac de 100 kilogrammes que j'ai rencontré jusqu'ici les plus beaux corsages. Naturellement que chez l'homme ainsi que chez les bêtes, le développement du tronc est lié à la bonne nourriture, comme celui des membres l'est au travail soutenu.

Si l'avant-bras est petit relativement au bras (c'est la règle chez les sédentaires), on le développera par des flexions et extensions, pronations et supinations, mains libres et mains tenant un

rouleau de papier, une altère, une chaise, une
ou plusieurs queues de billard, les poignées des
exerciseurs de chambre, etc.

Tom Canon imagina un développeur de
l'avant-bras aussi simple qu'efficace. Il se com-
posait d'un rondin de bois tournant sur touril-
lons et supportant, pendus par une corde, des
poids différents
que l'on soulevait
par la rotation de
la barre tenue à
pleines mains,
tantôt en avant et
tantôt en arrière.
La bobine An-
drieux, destinée à
le remplacer, a
bien l'avantage de

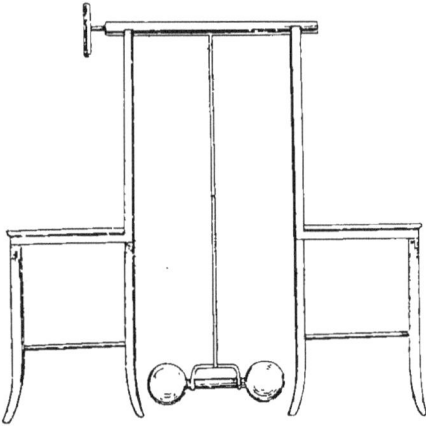

FIG. 74. — Exerciseur, *la bobine.*

ne pas s'attacher au mur, mais elle est moins
puissante; et je lui préfère le simple dis-
positif représenté figure 74. Par l'adjonction
d'une forte poignée à l'une des extrémités du
rondin, on peut y exercer les pronateurs et les
supinateurs, tout aussi bien que les fléchisseurs
et extenseurs directs.

Si le défaut de développement portait plutôt sur le bras, il serait très facile d'y remédier par les flexions et extensions aux élastiques, la levée d'altères, les agrès, etc...

La cuisse s'allonge et s'amincit d'habitude par l'affinement. Pour la développer, on fera tous les jours l'exercice Gulam quarante à cinquante fois, l'intermède du tabouret vingt fois et celui du bassin quinze fois, la course en extension et le saut, sans négliger la montée et descente d'escalier, quand l'occasion s'en présentera. Le mollet est rarement trop petit chez tous ceux qui marchent, courent et sautent ; cependant, s'il était nécessaire de le fortifier, on aurait recours à la marche sur la pointe du pied et à la danse. *L'exercice de l'escalier* donne des muscles plus longs ; il a encore l'avantage d'augmenter le *souffle*, probablement en fortifiant la partie ventriculaire du myocarde, un peu à la façon du saut à la corde ; mais il faut, pour s'y livrer sans danger, un système circulatoire normal.

Je n'en finirais pas si je voulais rappeler ici tous les exercices qui ont principalement et même uniquement pour but la beauté, et qu'on

7*

appelle pour cette raison *exercices plastiques :*
les Suédois en usent et en abusent ; les athlètes
de cirque leur demandent la consécration de
leur réputation, et la culture physique ne peut
leur refuser une place honorable parmi ses
moyens de perfectionnement.

La *danse* est ici icomparable, la danse pyr-
rique principalement : Cléret prétend que
le *pas dit Gaulois* réunit et porte au plus haut
degré, aussi bien les principaux mouvements
du corps que les plus belles attitudes. C'est tout
de même un exercice d'exception. Dans les
conditions ordinaires, on profitera des exercices à mains libres ou aux développeurs de
chambre, pour prendre et maintenir un certain
temps les attitudes qu'on jugera esthétiques,
sans oublier la *bonne tenue*, qui est bien le plus
simple et le plus naturel des exercices de
beauté.

B. — *Exercices de beauté du visage.*

Le visage n'est pas seulement le miroir de
l'âme, c'est aussi celui de la santé. Méfiez-vous
des gens qui n'ont pas de mine, quand même
leur corps serait herculéen, et rejetez impertur-

bablement toute méthode de culture physique qui ne l'embellit pas dans une certaine mesure. On peut dire des exercices ce qu'Hippocrate disait des maladies : *les plus dangereux sont ceux qui défigurent le visage ;* il en est malheureusement beaucoup de ceux-là,

J'ai indiqué, à propos des exercices de chambre à mains libres, un grand nombre de mouvements isolés ou combinés des muscles de la face ; mais il en est bien d'autres que tout individu quelque peu ingénieux pourra trouver, maintenant que l'attention est attirée de ce côté. On peut imaginer facilement un exerciseur élastique de la mâchoire et un appareil à ressort pour les dents. Celles-ci, on le sait, deviennent de plus en plus mauvaises, par l'abus des aliments amylacés purs et sucrés, et par l'habitude de plus en plus générale de mâcher du bout des dents.

C. — *Exercices de beauté du teint.*

Le teint rosé brillant a toujours été considéré comme une beauté de premier ordre. Alexandre, tant réputé pour sa beauté, le possédait au plus haut degré ; et cette qualité physique, si précieuse en Grèce où la beauté était considérée à l'égal du génie, devint d'autant plus frappante que le grand conquérant marcha plus avant vers les faces terreuses. Virgile, dans la « grande mamelle de poésie », donne à la beauté du teint un caractère divin lorsque Vénus, pour enflammer à jamais la malheureuse Didon, communique d'un souffle à Énée le pourpre brillant de la jeunesse (*lumenque juventæ purpureum*).

Outre l'hérédité, toujours dominatrice, l'alimentation et l'exercice influent grandement sur la couleur et le brillant du visage. Le lait donne une pâleur spéciale, qui convient seulement aux enfants ; la viande au contraire *rosit* fortement la peau, le bœuf plus que le mouton ; les végétaux sont impuissants à produire ce résultat : étant jeunes, ils lustrent seulement la peau ; étant vieux, ils l'épaississent et la rendent terreuse. C'est l'association du régime végétarien pur, c'est-à-dire sans beaucoup de graisse, et du travail mulassier au grand air et à la grande lumière, qui produit la peau la plus bistrée, la plus épaisse et la plus capitonnée, comme on le constate chez les paysans des régions pauvres, chaudes et sèches du Centre et du Midi de la France.

Pour donner un beau teint, l'exercice doit activer peu à peu et sans fatigue la circulation périphérique; avoir lieu dans un air frais, à l'occasion dans le brouillard, le matin de pré-

férence au soir, sur un sol gazonné ou près des
bois pour la fraîcheur de l'air, sa pureté et sa
luminosité tendre. La marche au lever du jour
est le grand exercice de beauté du teint, bien
qu'elle rende un peu fauve à la longue ; viennent
ensuite les exercices de chambre, qu'il faut avoir
soin de pratiquer alors dans la demi-lumière ;
enfin la danse, qu'une femme célèbre par sa
beauté fit justement entrer, une fois par semaine,
dans son carnet de beauté. Il est malheureusement difficile d'en faire un jeu régulier ; et l'on
devra la remplacer le plus souvent par des
exercices de plein air faciles et récréatifs, comme
la balle (courte paume, longue paume, tennis
et pelote basque), les poids et le disque. On
évitera la levée de poids lourds, qui fait saillir
les masséters quand elle ne retourne pas en
même temps les branches du maxillaire inférieure, pâlit et durcit la face, et plus encore la
boxe de combat, qui l'enlaidit inévitablement.

D. — *Exercice de bonne odeur.*

On attachait justement une grande importance
à l'odeur du corps dans les temps anciens : « Il est
dit d'aucuns comme d'Alexandre le Grand, que

leur sueur répandait une odeur suave par quelque
rare et extraordinaire complexion. » Décidément
« le plus hardi des hommes » était aussi le plus
beau ! L'Église considéra plus tard que la sainteté
se traduisait au dehors par une odeur spéciale, en
tout cas par une absence de mauvaise odeur, qui
persistait jusque dans les sépulcres. Et de fait la
mauvaise odeur tient autant du moral que du physique, ou plutôt elle dépend de la nutrition elle-
même, qui est à la racine du sentiment comme de
la santé, et peut être aussi bien *malhonnête* que
malsaine.

Au point de vue physique, qui nous intéresse
seulement ici, il est bien évident que si l'odeur du
corps n'est pas une beauté de premier ordre quand
elle est bonne, elle est une *laideur* incomparable
quand elle est mauvaise ; c'est même la seule qui
inspire un profond dégoût ; et l'on se demande pourquoi ni la médecine, ni la culture physique n'en
ont tenu jusqu'ici aucun compte. Par odeur corporelle j'entends non seulement l'odeur des régions
banales, mais l'odeur des régions sexuelles, diffé-
renciée dans un but physiologique ; mais celles des
pieds et de l'haleine, liées à des conditions patho-
logiques toutes les fois qu'elles sont très pronon-
cées, la dernière principalement.

Pour réaliser une bonne senteur, la première des
conditions est de limiter l'intoxication alimentaire,
non pas précisément en usant exclusivement des
aliments qui ne donnent pour ainsi dire pas de poi-

son pendant leur digestion : ils sont habituellement
sans grande valeur nutritive et ne conviennent que
de temps à autre, comme une sorte de remède
dépoisonnant (tel le pain trempé dans du lait froid
à peine sucré, comme soupe); mais plutôt en favo-
risant l'exonération. Deux selles par jour sont généralement nécessaires, une le matin et l'autre à midi ;
cependant, une seule, la matinale, peut suffire, à
condition d'être assez abondante.

D'autre part il faut, par l'exercice, favoriser
la destruction des poisons qu'engendre inévitablement l'activité des tissus, et l'élimination de
tous ceux qui ne sauraient rentrer utilement
dans le tourbillon vital. Il est d'observation que
les ouvriers, quand ils se tiennent propres, ont
une bonne odeur. Cela dépend de leur sudation
habituelle, et les sédentaires seront de même
lorsqu'ils auront le courage de se soumettre à
un exercice régulier. Je leur recommande particulièrement la course en plein air, en plein
bois si possible. Il y a quelques années, je l'in-
diquai à un athlète en renom comme capable de
lui donner cette *pointe de couleur sanguine* qu'il
désirait tant, et que des exercices de chambre
assez violents et dans un air confiné, lui refu-
saient absolument. Deux après-dinées par se-

maine, vers quatre à cinq heures, il courut
sur le terrain du Racing-Club de France, et
bientôt le bel incarnat apparut. Mais en même
temps l'odeur des aisselles s'améliora sensiblement. Plus tard, dès que l'absence prolongée
de course ou la menace d'une petite crise
de rhumatisme, la rendaient de nouveau mauvaise, l'athlète en question s'en apercevait très
vite au cours de ses exercices de chambre habituels, et revenait aussitôt courir au bois :
c'était son salut.

Les exercices de chambre agissent dans le
même sens, quoique moins énergiquement ;
les mouvements d'élévation et d'abaissement,
d'ouverture et de fermeture des bras, font suer
abondamment les aisselles, surtout si l'on est
bien couvert.

Si, malgré les moyens alimentaires et les exercices
précédents, la bonne senteur corporelle ne revient
pas, il ne faudra pas hésiter à boire plus d'eau
fraîche le matin au lever et le soir, pendant et
après l'exercitation, la première pour l'urine, la
deuxième pour la sueur. Et si l'on est forcé de se
purger, que ce soit avec le sel de magnésie pris de
bon matin, le premier jour dose entière, 40 grammes
en moyenne, trois jours après moitié moins, avec

lavages internes dans la journée par le bouillon aux herbes, et repos complet; ceci de préférence au printemps par un temps frais.

Je pourrais compléter ce chapitre par l'étude des exercices limitant les sueurs trop copieuses et supprimant les crachats. C'est encore là une laideur dont les Grecs et les Romains tenaient grand compte : l'empereur Julien, à l'exemple de la jeunesse lacédémonienne, considérait comme honteux de suer abondamment et de cracher en public, parce que *l'exercice, le travail continuel et la sobriété devaient avoir cuit et asséché toutes ces superfluités ;* les Arabes regardent, dit-on, comme malsain tout individu qui crache, très probablement parce que leur climat débarrasse spontanément de cette infirmité ceux qui ont quelque résistance. Mais ces exercices se confondent avec ceux que j'ai déjà indiqués ; et si je rappelle ici leur application à l'*asséchement cutané et pulmonaire,* c'est plutôt pour montrer l'ampleur que l'on doit accorder aux exercices de beauté.

§ 3 — Exercices de force.

Sous ce nom il faut entendre à la fois la force et la résistance, la vitesse et l'adresse.

Mon maître Dastre disait, à l'un de ses cours : il y a des sangs veineux et non un sang veineux. Ces paroles peuvent s'appliquer aussi bien au système musculaire : *il y a des muscles et non un muscle;* et pour n'en avoir considéré qu'un, l'on a grandement restreint le domaine de la culture physique. Les parties constituantes d'un muscle : fibre musculaire, gaines et aponévroses, tendons fibreux et tendons élastiques, albuminoïdes et graisses peuvent en effet s'associer de diverses façons, et constituer :

1° Un organe presque exclusivement formé de chair et principalement moteur : c'est le cas des muscles du poisson, qui ne faisant pour ainsi dire pas de soutènement, sont dépourvues de parties fibreuses ; c'est le cas des muscles qui ne font presque pas d'effort statique chez les quadrupèdes, comme les fessiers et la partie postérieure des ilio-spinaux, région si tendre et si juteuse à cause de cela ;

2° Un organe composé de fibres et d'aponévroses et à la fois moteur et souteneur : c'est le cas des muscles des membres un peu partout et des muscles du cou chez les quadrupèdes; lorsque le soutènement domine, l'organe devient tellement fibreux que par la cuisson il fournit une quantité énorme de gélatine (gîtes) ;

3° Un organe moteur et souteneur permanent par suite d'un tendon le traversant dans toute son étendue; tel le biceps fémoral des solipèdes et autres muscles des jambes, permettant le repos absolu en position debout : il est de ces animaux qui ne se couchent pas de leur vie ;

4° Un organe composé de fibres, d'aponévroses et de bandes élastiques, souteneurs intermittents et restitutifs, comme les muscles fléchisseurs du pied chez les grands quadrupèdes ; lorsque ces bandes élastiques se multiplient, ainsi que chez le chameau, elles réalisent un type merveilleux au point de vue de l'économie du travail ;

5° Un organe comprenant du sérum ou de la graisse entre ses fibres et ses faisceaux, et à la fois moteur et réserve : muscles fessiers, abdominaux, adducteurs de la cuisse, partie antérieure de la masse commune, etc... Il est possible que le muscle joue alors un rôle secondaire : de *protection*, comme les *muscles parois* de l'abdomen et du thorax, ou de simple *garniture*, comme les fessiers ; et il est alors formé de très gros faisceaux entre deux aponévroses.

Grâce à ces associations diverses, la Nature (je veux dire l'adaptation naturelle), toujours à la recherche de l'économie, peut faire du travail actif avec les muscles seuls ; du travail mi-passif avec les muscles-tendons élastiques ; de la transmission de mouvement avec les muscles-tendons ; du soutènement intermittent avec les muscles seuls ; du soutènement continu, mais extensif, avec les muscles-tendons élastiques ; du soutènement continu avec le muscle-tendon de la direction de mouvement,

adduction surtout, avec les muscles-sérum ; des
réserves avec les muscles-graisse et les muscles-
sérum ; des parois élastiques et de la garniture
avec les muscles gras et les muscles-sérum; et
l'exercice physique, pour être rationnel, pour ne
pas développer une aptitude aux dépens d'une
autre, en un mot pour ne pas être *contre nature*,
doit tenir compte de toutes ces fonctions.

Supposez que nous sommes en pays chaud?
Croyez-vous que notre système de culture ne donnerait pas trop de chair? Et mieux qu'au lieu
d'avoir affaire à l'homme il s'agisse du cheval ou
du chameau? De quoi seraient capables les types
lourds et charnus dans les grandes courses à travers le désert, mal nourris et mal abreuvés, sous un
soleil brûlant? Pour tout entraînement, les con-
ducteurs de méharis (dromadaires de vitesse) les
enfouissent dans le sable chaud, hormis le haut du
cou et la tête, afin d'affiner la peau et de sécher
les membres, c'est-à-dire d'enlever le restant *de*
poids mort qu'un travail desséchant et plusieurs
fois séculaire n'a pu encore faire disparaître. Le
jour où la culture physique s'occupera non seulement de l'homme civilisé, mais de l'homme sauvage; non seulement de l'homme sauvage mais
des animaux, depuis les animaux moteurs jusqu'aux animaux de bouche, on se convaincra que
nous n'en avions vu jusqu'ici qu'un petit côté ; et
qu'à la considérer avec cette largeur, on multiplie,
on généralise et on transplante ses moyens d'action

à un degré que l'esprit le plus audacieux ne pouvait concevoir.

A. — *Exercices de force proprement dite*

Il faut entendre par là les efforts grands et courts, le *travail à intensité de contraction*, disait Baron. Malgré les défauts déjà signalés, ils ne doivent pas être absolument proscrits ; l'aptitude à l'effort violent n'exclut pas les autres quand elle n'est pas l'objet principal de la culture. Pour l'augmenter, on doit agir à la fois sur le cerveau et sur les muscles ; sur le cerveau pour amener l'individu à se persuader à lui-même qu'il est capable d'un grand effort : sans admettre avec Sandon que la volonté est tout, on est obligé de reconnaître avec Rouhet que l'athlète est un « suggestionné » de l'idée de force ; sur les muscles, pour leur permettre de répondre à cette exaltation passagère de la volonté.

Bonnes, qui fut trois fois de suite champion du monde de la force, et qui réalisa, pour son format, la force la plus aisée et la plus égale qu'on eût encore vue, s'entraînait très rationnellement à Narbonne de la façon suivante. Tous les jours

il faisait des exercices d'assouplissement avec des
altères de 15 kilogrammes, une à chaque main
(lisez 7 kilogrammes pour un homme moyen) ;
deux fois par semaine, au gymnase le plus souvent, il prenait les petits poids lourds, c'est-à-
dire ceux qu'il pouvait enlever au moins trois
à cinq fois de suite sans trop de difficulté ; et une
fois par quinzaine les grands poids lourds, qu'il
n'enlevait qu'une fois. De temps à autre, une
fois par mois je suppose, et seulement quand
il se sentait bien disposé, il ajoutait quelques
kilogrammes à ces derniers. Il en arriva ainsi
à jeter en deux temps (épaulé et jeté) avec
une correction parfaite, couramment 140 kilogrammes, et une fois, devant des amis dignes
de confiance, 150 kilogrammes. Vasseur, avec
ses 13 records, remplace actuellement Bonnes ;
cependant ni l'un ni l'autre n'ont pu, à cause de
leur format moindre, atteindre la force des
athlètes viennois, Turck, qui développe 100 kilogrammes neuf fois de suite, Steinbach, Swoboda et Graflt, qui jettent, avec épaulement fa-
cultatif, 175 kilogrammes [1].

1. Ni de Rondi, un athlète allemand du même type. — Dans
un championnat récent, Swoboda a jeté 185 kil. en 4 temps.

Emile Deriaz procède autrement. Il ajoute la gymnastique, la barre fixe principalement, aux poids lourds, pour demander aux muscles un genre d'effort qui ne leur est pas habituel, et les fortifier ainsi en des points que la levée d'altères laisse au repos ; pour alléger le corps tout en le fortifiant, et réaliser ainsi le maximum de force avec le minimum de poids : Deriaz peut aussi bien courir, sauter, se rétablir sur une barre, monter une corde lisse, que jeter 100 kilogrammes et plus d'une main ou valser avec 300 kilogrammes sur les épaules ; enfin pour allonger les muscles que l'exercice ordinaire des altères raccourcissait outre mesure, et contribuer ainsi à la beauté générale (*fig.* 75) [1].

Je dois à la vérité de dire que Bonnes, lui aussi, avait compris que pour devenir très fort, il était avantageux de ne pas s'en tenir exclusivement à l'exercice des poids ; il faisait notamment des barres parallèles pour développer extraordinairement les pectoraux et la poitrine. Je me demande même si, en s'exerçant aux al-

---

1. Hackenschmidt s'exerce d'une façon un peu analogue en ce moment, et il a acquis une mobilité corporelle vraiment extraordinaire pour un homme de 105 kilos.

tères dans la position *couchée*, il n'a pas eu l'in-

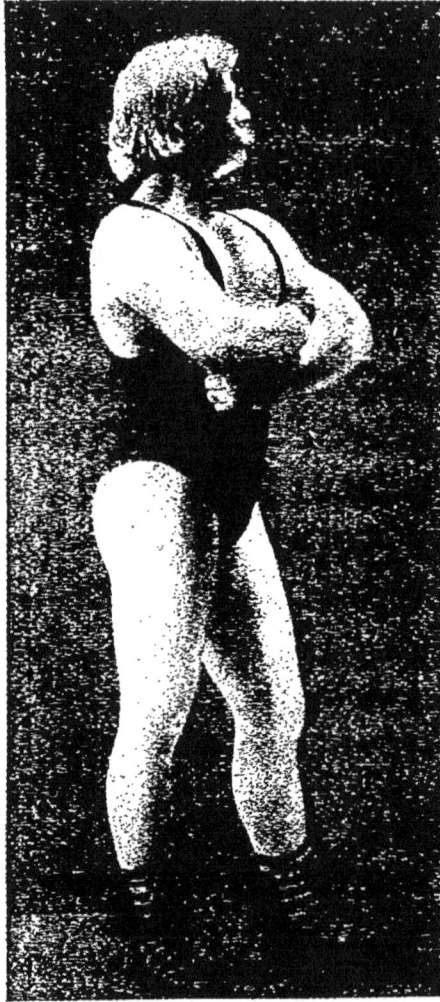

Fig. 75. — E. Deriaz, hercule et gymnaste.
(Journal *la Culture Physique.*)

tuition que certains muscles et certaines por-
tions de muscle se fortifiaient beaucoup plus

dans cette attitude que dans la position debout.

En tout cas nombre d'athlètes de petite taille, désireux d'acquérir une très grande force malgré cette condition désavantageuse, ont eu recours à des moyens analogues, peut-être plus puissants encore : les uns ont fait du saut, comme leur conseillait L. Sée, de façon à développer énormément le triceps crural et acquérir de la détente, et les autres de l'*acrobatie*, pour fortifier les muscles de l'épaule et du bras, particulièrement le faisceau claviculaire du grand pectoral. Prenez, je suppose, un individu qui jette péniblement 70 kilogrammes ; faites-le marcher sur les mains ou mieux s'abaisser jusqu'au plancher et se relever en force, jambes en haut, libres ou glissant contre un mur, et après quelques semaines de cet exercice il jettera, sans plus de difficulté, 80 kilogrammes. Qu'est-il arrivé ? C'est que l'*acrobatie* a fortifié les muscles au *point critique de leur* contraction, c'est-à-dire au moment où ils se trouvent dans les conditions les plus désavantageuses à la force ; ou bien que cet athlète avait plus de force qu'il n'en fallait dans les 9/10 du mouvement et pas assez dans l'autre dixième, point critique ou non : *on ne saurait être plus fort dans le mouvement total que dans chacune de ses parties*, suivant l'heureuse formule, plus générale, de Mac-Faden : « Une chaîne n'est pas plus forte que le plus faible de ses chaînons. »

Le point critique se trouve tantôt au commencement et tantôt à la fin d'un mouvement ; et il n'est pas toujours nécessaire de se courber ou de se renverser pour le rendre moins défavorable. Ainsi il se trouve tout au début de la contraction lorsque, étant accroupi, on cherche à se relever ; et c'est pourquoi il est bon, dans l'exercice Gulam, de s'enlever de temps à autre deux ou trois fois de suite de 20 ou 30 centimètres, pour une fois jusqu'à la verticale. Il est à la fin dans le développé d'une main ; et pour cette raison l'on doit, dans les intermèdes d'altères, développer de temps à autre deux ou trois fois de suite de l'épaule en haut, pour une fois dans toute l'étendue du mouvement.

Au point de vue spectacle, la levée de poids lourds a un gros inconvénient : on ne voit pas l'effort. Pour en juger, il faut soupeser soi-

même les altères, ce qui est rarement commode et souvent peu prudent. Même avec cette
précaution l'effort le plus herculéen est moins
impressionnant, moins plaisant en tout cas que
le lancement d'un poids à une certaine distance :
ici il y a la *grandeur* de la trajectoire. C'est
pourquoi et aussi parce que ce sont des jeux
de plein air, que les exercices de lancement
(pierre, poids, disque, marteau et javelot), déjà
en honneur dans l'antiquité, revivent aujour-
d'hui avec une nouvelle force. Tant mieux pour
la culture physique puisqu'ils donnent, outre
le beau teint, les formes longues et néanmoins
suffisamment larges qui caractérisent le *pur
sang étoffé*, vers lequel nous devons tendre.
Comme, d'autre part, ce sont les individus
grands qui y excellent, on devine qu'il y a là
une pépinière d'athlètes remarquablement beaux
(*fig.* 76).

De tous les lancements, le plus herculéen est
celui de la pierre (20 à 50 kilogrammes), exercice favori des Suisses ; le plus esthétique, celui du disque (1^{kv},923), en honneur un peu
partout et dans lequel Marius Eynard a atteint
43^m,24 ; le plus complet, celui du poids (7^{kg},250)

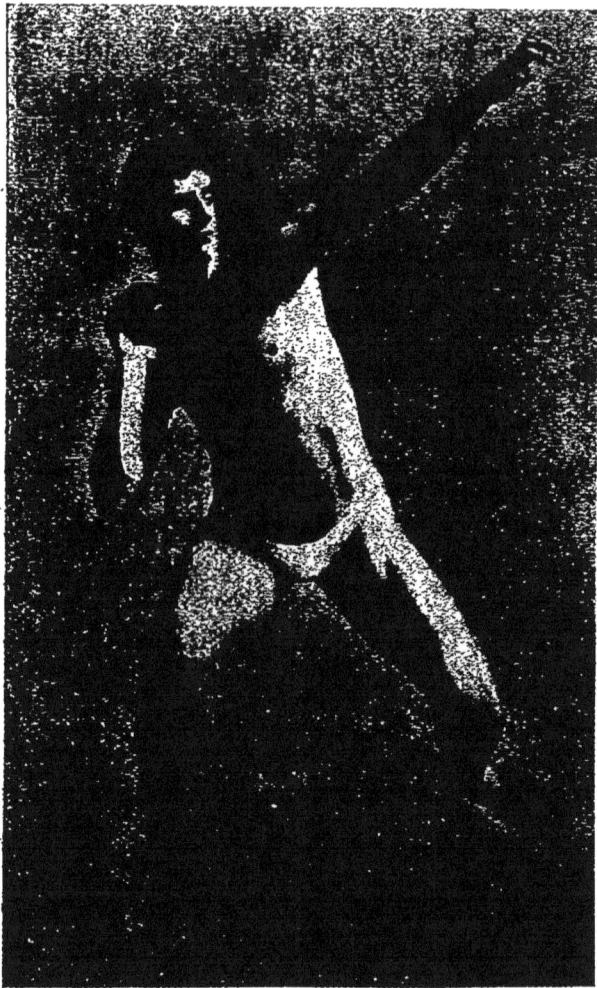

FIG. 76. — L'ingénieur Sheldon dans le lancement du poids.
(Chronophotographie du laboratoire Marey, par Bull.)
Taille, 1^m,91 ; Poids, 100 kilogrammes.

Peau cuivrée, veines cutanées saillantes, légère couche de graisse
sous-cutanée adoucissant les contours.

où les Américains, d'ailleurs supérieurs en général dans les autres lancements, sont tout à fait exceptionnels, puisque l'amateur Rose le jette à 14ᵐ,94, et le professionnel Caméron à la distance incroyable de 16ᵐ,915.

Ces exercices exigent une *discipline musculaire* bien autrement grande que la levée d'altères. Dans le lancement du poids, par exemple, il faut combiner ou plutôt faire succéder avec une gradation infinie, l'extension de la jambe, la rotation du corps et l'extension du bras; et profiter de l'élan du corps sans tomber. Les *lancements* ne sauraient être néanmoins des exercices journaliers, si ce n'est pour ceux qui veulent s'y distinguer; autrement ils seront plutôt une distraction des jeudis et dimanches, ou des dimanches seulement.

Qu'il me soit permis de faire observer, en terminant, combien il est regrettable qu'on n'ait pas introduit dans les gymnases quelques *outils* qui sont réputés donner une grande force, notamment le pressoir du vigneron, le treuil du boucher, et par dessus tout le *tourne-à-gauche* des serruriers.

B. — *Exercices de résistance.*

Je mesure la résistance, soit à la durée de l'effort statique et soit au nombre de contractions dynamiques : la fatigue est alors décélable et mesurable à l'ergographe Mosso.

L'effort statique d'une certaine durée est la règle dans l'industrie et l'exception dans la culture physique et les sports : un athlète en est même d'autant plus incapable qu'il est plus développé. Et l'on en arrive ainsi à un singulier contraste des deux principales manifestations de la force : tel individu qui brille dans les championnats de force serait incapable de lutter avec la plus faible des femmes pour porter un enfant sur le bras. C'est justement pour l'éviter que j'ai conseillé de marquer des arrêts fréquents et prolongés au cours des exercices du soir ; de faire quelques tours de chambre en portant, au bout des bras ballants, des poids de 15 à 25 kilogrammes ; de s'exercer à la brouette, à la civière, aux seaux quand l'occasion s'en présente ; de coltiner des sacs de 50 à 100 kilogrammes, si l'installation le permet ; de lutter de résistance à la façon japonaise,

comme il sera dit plus amplement dans la
suite; de faire de la suspension aux agrès par
les bras et par les jambès, et surtout de
prendre deux ou trois fois par semaine, en
hiver tout au moins, le tube exerciseur.

Il est plus facile d'acquérir le nombre de
contractions dynamiques : du côté des jambes en
faisant tous les quinze jours une plus longue
marche, et du côté des bras en répétant cent à
cent cinquante fois certains mouvements :
l'exercitation totale dure alors quarante-cinq
minutes à une heure.

Quoi qu'il en soit, pour augmenter la résistance sous toutes ses formes ; pour habituer le
cerveau aux *longs commandements* et les muscles
aux *longues obéissances ;* pour donner surtout
à ces derniers la *fibrosité* sans laquelle les
efforts prolongés sont impossibles, il ne suffit
pas de s'exercer de temps à autre en position
statique, lors même qu'on y ajouterait un certain raccourcissement, ce qui porte au maximum la transformation fibreuse, ainsi qu'on
l'observe sur les pectoraux des oiseaux de haut
vol ; il suffit encore moins de multiplier les
contractions dynamiques; il faut en outre ap-

prendre et pratiquer par intervalles un métier manuel ; et si je propose plus loin d'apprendre un métier aux jeunes gens, ce n'est pas uniquement pour les rendre capables de réaliser quelque chose d'une *utilité incontestable* et d'en vivre au besoin, c'est encore pour leur donner les *longues patiences* : la patience de l'esprit que Newton confondit avec le génie, et la patience du muscle qu'on pourrait bien confondre avec l'activité.

Tous les muscles ne sont pas égaux devant les exercices de résistance. Ceux que l'homme doit durcir davantage sont certainement les abdominaux ; et c'est pourquoi je blâme tant les renversements outrés en arrière de la gymnastique suédoise, qui non seulement empêchent la formation de nouvelles cordes et membranes connectives, mais encore cassent celles qui existaient déjà. Et qu'on ne vienne pas me dire qu'un muscle, aussi puissant qu'il soit, peut faire du *soulèvement continu* : coupez le ligament cervical d'un cheval à la puissance encolure, et vous verrez la tête tomber à chaque instant jusqu'à terre ; incisez sur une certaine longueur la tunique abdominale des mam-

mifères, il se produira aussitôt une éven-
tration.

Je sens le besoin de dire, parce qu'on n'en a jamais parlé, que l'exercice agit de la même façon
sur les nerfs que sur les muscles. Ainsi lorsque,
par l'auto-opposition ou la levée de poids lourds,
on développe un muscle, on développe en même
temps le nerf moteur qui s'y rend ; et de même
lorsque, par l'effort statique, on augmente le tissu
fibreux dans un muscle, on l'augmente aussi dans
le nerf moteur. Il semble même que le nerf a plus
besoin de cet exercice que le muscle, surtout à un
certain âge, par diminution d'élasticité ; ainsi le
nerf cubital devient douloureux quand on porte
des poids en position naturelle sans y être habitué :
les sédentaires ayant dépassé la cinquantaine ont
presque tous des tremblements nerveux et peuvent
à peine écrire, après avoir porté deux seaux d'eau
ou traîné une brouette chargée.

§ 4. — Exercices divers

Sous ce titre je pourrais examiner l'exercitation
des muscles-réserves, des muscles-paroi et des
muscles de garniture, qui sont encore le plus
souvent réserve et paroi ; mais je m'en tiendrai
aux deux premiers.

Pour donner aux *muscles-paroi* de la force et

de l'épaisseur, il faut les contracter sous le choc avec maximum de raccourcissement. A ce point de vue l'exerciseur percutant du tronc est incomparable; ici et ailleurs on peut frapper du plat de la main, ou avec une règle large et flexible, et mieux avec un petit rouleau de papier presque rigide.

Pour développer les muscles *réserve à sérum*, il suffit de les contracter rarement, instantanément et à fond; il serait impardonnable de rendre les fessiers, la partie basse des iliospinaux et les petits obliques de l'abdomen, secs et durs, par des contractions soutenues ou trop fréquentes.

Puisque les animaux de boucherie ont des régions musculaires très supérieures aux autres, comme juteux et comme goût, ils sont tributaires plus que les animaux de travail et plus que l'homme de la méthode précédente de gymnastique. J'y pensais il y a quelque temps, et je cherchais à réunir les divers exercices capables de développer les catégories de choix (ilio-spinaux, fessiers, abducteurs de la cuisse, etc.) pour bien faire accepter cette idée, si singulière au premier abord, du *sport chez les animaux de bouche*, lorsqu'un éleveur m'assura que j'étais devancé. Dans un voyage qu'il venait de faire au pays des *bœufs blancs*, en effet, il avait vu, attelés à la même charrue, quatre paires de bœufs, la première et la dernière vrais animaux de travail, et les paires mitoyennes animaux à l'engrais, auxquels on demandait seulement un exercice de santé et de musclement : maintenir la vigueur des animaux d'engrais pour un plus grand développement corporel; leur donner plus de chair et moins de graisse, tel est le but poursuivi et, dès maintenant presque réalisé, par ces praticiens de génie. J'appelle leur attention sur les avantages que donnerait dans le même but l'exercice du saut; c'est lui surtout qui diminuerait l'avant et augmenterait l'arrière. Voyez-vous les prairies garnies d'obstacles vers lesquels les bergers pousseraient par instants moutons, veaux et bœufs jeunes, dans le but de les faire sauter et de leur donner ainsi du râble et de la culotte! Ce ne serait pas plus étonnant après tout, que les exercices d'hypertrophie régionale dont il a été déjà question, et dont je reparlerai à propos de la femme.

EXERCICES D'APPLICATION

Ces exercices se divisent en deux groupes : les exercices d'agrément et les exercices d'utilité.

CHAPITRE I

EXERCICES D'AGRÉMENT

Ce sont les jeux et les sports, bien difficiles à distinguer maintenant que le mot sport, après s'être appliqué seulement aux courses de chevaux, puis aux courses d'hommes et jeux de plein vent, s'est étendu à presque tous les exercices d'application. Je n'en retiendrai que sept; cinq de plein air : le poids et le disque dont j'ai déjà suffisamment parlé, le tennis, le football et la pelote basque ; deux de salle : la lutte et la boxe.

Au point de vue général, je dirai seulement
que si la culture physique nous donne la force,
les sports nous apprennent à l'employer. Ils
développent en nous la faculté la plus rare et
la plus précieuse ; celle qui consiste à *régler le
débit de son énergie.*

§ 1. — Tennis.

Le *jeu de balle* a été de tout temps le grand
exercice de plein air. Il convient à tous les âges
et à toutes les situations ; à Rome ce fut même
le jeu préféré de Caton, tant réputé pour son
austérité, et de César, « dont la renommée
monta jusqu'aux astres ». Il est à la base de
l'exercitation si complète de Gargantua, lequel
« jouait dans les prés jusqu'à *sudation*, tantôt
à la petite balle et tantôt à la grosse, la faisant
bondir en l'air autant du pied que du poing. »
Longtemps on ne connut que la paume, courte
pour les faibles et longue pour les forts : les
Anglais, maîtres un peu durs, mais maîtres
incontestés de tous les jeux comme de tous les
sports, ne pouvaient s'en contenter, et ils créèrent
le tennis et le football.

Le tennis est plus attrayant que la courte

paume. On a bien prétendu qu'il fatiguait l'esprit à force d'attention, mais cela n'est à craindre que chez des sujets très épuisables. Pour les autres, ce jeu ne peut avoir que des avantages, à condition de s'y livrer seulement deux ou trois fois par semaine, le jeudi et le dimanche matins de préférence.

§ 2. — Football.

Plus brutal et plus passionnant, le football constitue dans tous les pays du Nord, le *grand jeu de la saison hivernale* : l'association est très supérieure au rugby. Je n'ignore pas que ce jeu fait beaucoup de victimes, sous la deuxième forme surtout ; mais il en est ainsi de toutes les grandes manifestations de l'énergie. Ceux qui n'ont pas un cœur à toute épreuve doivent, ou s'en abstenir, ou ne s'y livrer que modérément, par exemple ne jouer que l'association et ne pas charger à fond, ou même se contenter de l'entraînement au but. Quant aux hommes d'âge, qui ne peuvent ni ne veulent lutter avec des jeunes gens, ils devraient bien former des sociétés de football où il ne s'agirait plus que de distraction et de santé.

Il est d'observation que le *quadriceps fémoral* (biceps fémoral, demi-membraneux et demi-tendineux) est le groupe musculaire qui fatigue le plus dans les courses de vitesse et dans le football : Hammoud se rompit le demi-membraneux dans une épreuve qu'il n'avait pas suffisamment préparée ; tous les footballeurs connaissent la courbature profonde et persistante du gras de la cuisse à la suite de parties un peu dures ; il semble qu'on accroche le sol avec le talon pour courir plus vite. Voici les divers exercices que je propose pour développer cette région :

1° Étant couché, sur un lit de préférence, on fléchit la jambe sur la cuisse en résistant du talon ; vers la fin, on porte la cuisse en dedans, et l'on saisit à pleine main le quadriceps, alors contracté à fond.

2° Étant debout, flexions et extensions de la jambe sur la cuisse ; il faut une certaine habitude pour bien contracter le quadriceps sans relever notablement la cuisse ; l'artifice qui consiste à résister avec la main est plus favorable aux muscles antérieurs qu'aux muscles postérieurs.

3° Enfin l'on peut, quoique ce soit moins commode, attacher des poids aux pieds dans l'exercice debout.

§ 3. — Pelote basque.

Au moment où elle parut dans les pays du Nord, il y a quelques années, la pelote basque suscita un grand enthousiasme : le jeu d'avant, balle basse, empoigna les plus froids. La réaction se fait en ce moment : on sent bien qu'une partie de pelote, serait-elle conduite par des maîtres, n'aura jamais l'intérêt soutenu d'une partie de football. Ces *pélotari*, qu'on croyait des athlètes de premier ordre, ne sont le plus souvent que de petites natures, dressées de bonne heure à un jeu qui demande plus d'agilité et de précision que de force et de fond. Je ne condamne pas pour cela un jeu aussi intéressant et aussi distingué; je dis seulement qu'il convient plus aux pays chauds et ensoleillés qu'aux pays froids et sombres, parce qu'ils sont plus faciles à mettre en joie.

§ 4. — Lutte.

Il en est de plusieurs sortes : la *lutte feinte*

ou d'*entraînement*, dans laquelle les deux combattants s'opposent à tour de rôle la résistance juste suffisante ; et la *lutte vraie*, dans laquelle ils cherchent à se conduire, à se maîtriser, à se soulever de terre et plus ordinairement à se maintenir sur les deux épaules, tantôt par des prises jusqu'à la ceinture (lutte gréco-romaine) et tantôt par des prises quelconques, à condition qu'elles ne visent pas principalement la douleur ou la gêne des fonctions essentielles (lutte libre). Menée durement, sans pitié, la lutte prend le nom bien mérité de *bourre*.

Laissons celles-ci aux Turcs, naturellement très résistants, aux Japonais et aux Hindous, extraordinairement spécialisés (*fig.* 77) ; laissons même la lutte de *domination* à ceux des Occidentaux qui veulent se donner en spectacle, et qui n'hésitent pas à y sacrifier leur beauté première et la durée de la vie ; tenons-nous-en à la lutte d'entraînement, leçon ou assaut, comme le veut le lieutenant Hébert ; et parmi les diverses prises, préférons celles qui sont le plus naturelles, le moins bestiales et qu'on peut faire pour ainsi dire entre gens distingués.

Il est loisible de varier et de favoriser les

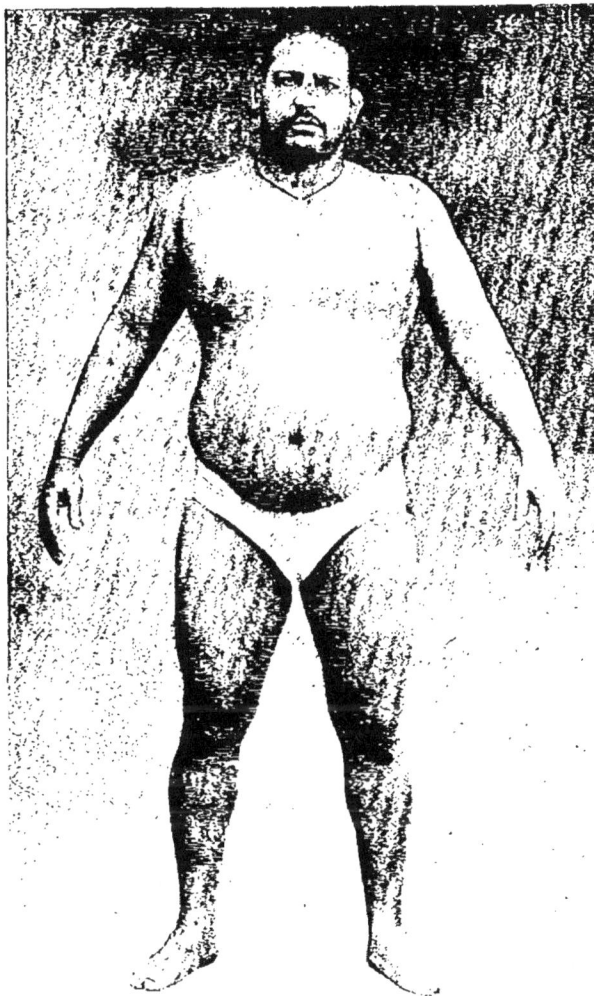

Fig. 77. — Gulam.

Type idéal du lutteur libre et la plus haute union de la force,
de l'adresse et de la promptitude.

($1^m,45$ de poitrine au repos, pour une taille de $1^m,70$.)

Journal *la Culture Physique*.)

prises en se servant d'une ceinture (méthode
suisse), d'une corde ou mieux d'un bâton. Celui-
ci est le seul accessoire des écoles de culture
physique au Japon ; les enfants de nos campagnes s'en servent volontiers; mais il faut,
plus encore que dans la méthode suisse, lutter
avec une grande modération.

Pour rendre les prises plus difficiles au contraire, en même temps que pour *assouplir et
tonifier* les chairs, on *huilera* le corps abondamment. Ainsi luttaient les anciens (oleo
labente); ainsi luttent encore les Turcs, qui vont
aux noces emportant pour tout bagage un cale-
çon et un litre d'huile.

§ 5. — Boxe.

Il ne s'agit pas en ce moment de la boxe
anglaise devenue en ces derniers temps la boxe
américaine : elle est moins un exercice qu'un
moyen de défense; mais seulement de la boxe
française ou boxe savate, qui présente des qualités inverses. Tous ceux qui ont vu les assauts
des maîtres, comme celui Charlemont-Castérès,
ont pu se rendre compte que les deux adversaires recherchent surtout les belles attitudes.

Ils savent que le public français est encore et
pour longtemps plus artiste que combattant, et
que c'est ainsi qu'on peut attirer sa confiance et
ses applaudissements. Cette méthode nous a valu
un jeu de jambes que les autres exercices, même
la danse, ne sauraient posséder au même degré;
les jeunes filles qui s'y livrent acquièrent d'ordinaire une beauté de formes remarquable.

CHAPITRE II

EXERCICES UTILITAIRES

Nous verrons plus tard, à propos du certificat d'instruction physique, tout ce qu'un individu bien développé doit faire ; ici il s'agira seulement des exercices à la fois utilitaires et culturaux : gymnastique, natation et self-defence ; accessoirement canotage, bicyclette et escrime.

§ 1. — Gymnastique.

La plupart des mouvements aux agrès étant anormaux et faciles seulement pour les individus d'un petit format, la gymnastique ne pouvait être fondamentale en culture physique, ainsi qu'on l'a admis longtemps en France. On doit lui demander d'une manière générale, de fortifier les muscles en des points importants que les mouvements à terre laissent dans un repos relatif, ce que l'on obtiendra surtout par la barre fixe, les parallèles et les anneaux, et plus spécialement les exercices utiles, par moments indispensables : se rétablir sur une barre ou plancher, monter à la corde lisse, avec et sans l'aide des jambes, avec et sans secousses, passer le portique, etc... La gymnastique peut aussi contribuer à la beauté par les belles attitudes à terre et l'étirement dans la suspension : il est incontestable que les jeunes gens qui s'y livrent sont les plus élégants des sportsmen. On leur reproche très justement la déformation des épaules ; mais l'habitude des mouvements en raideur est bien autrement grave : elle rend difficiles, parfois impossibles les exercices de souplesse, l'équitation avant tout.

§ 2. — Natation.

Au point de vue cultural, la natation est un exercice de grand fond ; au point de vue utilité, les Grecs, qui vivaient au milieu des îles, des Chersonèses et d'une civilisation qui passait beaucoup de Ponts, la plaçaient au premier rang : *celui qui ne sait ni lire ni nager est un igno-rant*, disait un de leurs aphorismes; et de nos jours, au sein même des grands continents, il faut l'enseigner à tous et l'exiger, plus ou moins, de tous. C'est aussi un exercice exceptionnel d'endurcissement en pays tempéré et froid, la natation hivernale principalement; c'est enfin, par la *plongée*, un exercice de respiration circulatoire dont j'ai montré ailleurs toute l'importance. Son initiation exige, je l'avoue, des précautions exceptionnelles : n'apprenez à nager qu'avec des gens doux et prudents, et plus tard, lorsque vous saurez, évitez encore les baignades avec des gens que vous ne connaissez pas complètement : c'est le moment, pour beaucoup d'esprits, de manifester leurs dangereuses imbécillités, parfois leur folie.

§ 3. — Défense du corps, sans armes
(self-defence des Anglais).

Dans les temps anciens, même en Grèce, et presque jusqu'à nos jours, la *science du pied et du poing* a été considérée comme essentiellement crapuleuse; les Samouraïs seuls ont osé proclamer qu'au contraire le *signe le plus évident de l'aristocratie* était la supériorité physique, aussi bien dans le combat que dans le travail, aussi bien et plus dans le combat sans armes que dans le combat armé, parce qu'il comporte de plus grandes difficultés. Et de fait aucun

exercice ne demande une préparation aussi
complète, non pas précisément herculéenne,
mais de force bien équilibrée, d'à-propos, de vitesse et d'adresse ; aucun ne développe pareillement la *confiance en soi* et le *courage*, pas
même la guerre, à cause du danger que l'on
touche du doigt ; et aucun n'invite d'une façon
plus pressante au service d'*autrui*. Né timide,
par le pays et par la famille, rendu plus timide
encore par l'éducation universitaire qui fait de
nous des « places démantelées », je n'ai connu
que bien tard la *self-defence*, et plus encore
théoriquement que pratiquement ; et malgré ces
conditions désavantageuses, je n'hésite pas
à la considérer, avec les aristocrates japonais,
comme le *point culminant de la culture physique*. Lors même qu'on ne devrait jamais uti-
liser les armes naturelles qu'elle donne, ce qui
est bien rare pour les gens vivant de la vie du
peuple, et qui ne sont nullement indifférents à
ce qui se passe autour d'eux, c'est-à-dire pour
la très grande majorité des citoyens, le fait seul
de les posséder crée une confiance en soi, froide
et inaltérable, je dirai presque un *nouvel être*.
Car, il ne faut pas s'y méprendre, il n'y a qu'une

façon d'être courageux et qu'une façon d'être poltron ; et tel on sera dans la rue contre un individu menaçant, tel on sera devant un ennemi en armes, un fleuve débordé, un incendie ou tout autre des nombreux dangers qu'on est appelé à rencontrer dans la vie. Ne serait-ce qu'au point de vue de l'amour-propre, d'ailleurs, ne trouvez-vous pas qu'il est incomparablement humiliant d'être bafoué, insulté, frappé dans la rue sans pouvoir répondre? Passe encore si l'on est seul, mais si l'on est avec sa femme, ses enfants, dont on doit faire des citoyens courageux, relevant hardiment les injures! Passe encore si les insultes s'adressent à soi, mais si elles vont à la face des siens, des amis et de tous ceux, faibles ou malades, dont on doit assurer la défense! C'est alors qu'on voit bien le vice de notre éducation première ; l'orgueil des examens passés brillamment s'évanouit, et l'on sent, pour la première fois, *qu'on n'est pas un homme*.

La *self-defence* comprend la lutte sous toutes ses formes et la boxe.

A. — *Lutte gréco-romaine.*

Règle générale, les lutteurs sont de médiocres combattants de rue : ils ont l'habitude de lutter déshabillés; les efforts violents leur enlèvent la souplesse et la vitesse. Cependant il est des prises que tout combattant doit connaître, notamment le tour de hanche en tête, le tour de bras à la volée et la ceinture, avant ou arrière.

B. — *Lutte libre.*

Bien que supérieure à la précédente à cause de la prise aux jambes, la lutte libre n'a pourtant pas dans la défense l'efficacité que l'on croit : elle comporte encore de grands efforts; les coups les plus dangereux sont interdits. On lui demandera seulement, outre les prises gréco-romaines précitées, la prise au poignet, dangereuse pour le boxeur qui se tient trop longtemps en garde longue et basse, et la prise aux jambes, presque inévitable pour un boxeur qui conserve dans la rue la garde habituelle.

C. — *Lutte habillée; lutte japonaise ou jiujitsu*

En hommes pratiques, les Japonais se sont

dit, il y a plus de deux mille ans, que les rela-
tions des hommes comportant l'habillement, il
n'y avait pas de raison de ne pas imaginer une
lutte où les principales prises se feraient aux
habits, particulièrement au col de la veste; et
puisque les déséquilibrations, pressions et torsions étaient incomparablement plus efficaces
que les coups habituels de la lutte, ils devaient
dominer dans le nouveau système de défense. La
force et le poids passaient ainsi au second plan, la
vitesse et l'adresse au premier : *c'était la revan-
che des petits*. Réunissant les deux, ils créèrent
le jiujitsu qu'aucun système de défense ne dé-
trônera jamais. Certes la boxe est infiniment
plus commode, plus facile à apprendre et moins
dangereuse à exécuter; mais elle n'a pas, con-
trairement à ce qu'on croit un peu partout actuellement, la puissance du jiujitsu. Je veux
dire que, neuf fois sur dix, le boxeur n'empê-
chera pas le jiujitseur de *rentrer*, et une fois la
rentrée faite, le combat est fini. Ce que je reproche plutôt à la lutte japonaise, c'est :

1º De convenir surtout à des individus petits,
trapus, type chasseur de Vincennes, qui sont la
règle au Japon et l'exception dans les pays du Nord;

2° De comprendre encore beaucoup de prises à terre, malgré le soin qu'a pris Régnier de multiplier les prises debout ;

3° De ne pas souffrir la médiocrité : il vaut mieux ne pas s'en servir si l'on n'y excelle.

En somme, il faut connaître le jiujitsu, et d'autant plus qu'on est moins grand, moins lourd et plus distingué (1).

D. — Boxe.

La boxe française étant devenue, en ce qui concerne le coup de poing, la boxe anglaise, et celle-ci la boxe américaine, il n'y a plus à considérer que cette dernière et la savate.

De la *savate*, je dirai seulement qu'elle ne convient que contre des individus ignorants du combat. Gardez-vous de lever un pied contre un jiujitseur qui ne cherche qu'à vous déséquilibrer. Gardez-vous en même contre un boxeur habile : vous n'aurez pas trop de vos deux

---

1. La variété de lutte japonaise dite *Summo*, qui obtient actuellement à Paris un si grand succès, est une combinaison de lutte libre et de jiujitsu. Elle constitue à n'en pas douter un moyen de défense extraordinaire ; mais pour s'y initier il faut beaucoup de temps et des aptitudes spéciales, notamment une grande résistance à la douleur.

jambes pour vous tenir en place ; et de tous les
coups qu'on vous fait admirer dans des repré-
sentations de parade, ne retenez guère que le
coup de pied bas, peu déséquilibrant et qui met
facilement hors combat, aussi bien l'individu
inculte que le boxeur assez imprudent pour
prendre dans la rue une garde de salle ; le coup
de pied *chassé bas* qui permet de se couvrir facilement ; le coup de *pied de pointe*, au genou, un
peu moins dur, mais aussi plus facile à porter, et
le coup d'*arrêt de pointe* au ventre ou au flanc.

La *boxe américaine* est une merveille de mé-
canique animée et le premier des moyens de
défense sans armes. Elle repose sur les principes
suivants : frapper long seulement pour *rentrer* ;
autrement frapper court et vite en portant le
poids du corps sur le coup ; frapper sec et se
retirer aussitôt de façon que la partie touchée
tende, de par son inertie, à revenir vers le
poing, tout au moins vibre sur place : c'est ce
que Walter Stanton appelait *mettre un peu
d'électricité ;* apprendre surtout à esquiver de
façon à ne pas être lié par une garde ou une
parade continuelle.

Pour frapper court et vite, ceci ne va pas

sans cela, on ne retire jamais le bras en arrière avant de frapper; au contraire on le tient en avant aux trois quarts étendu, et l'on donne l'élan par la rotation du corps sur le bassin et mieux sur les jambes : le bras sert alors moins à frapper qu'à conduire la poussée de tout le corps. On a soin de partir *mou*, très mou, et de ne se raidir qu'à la fin ; la main, presque ouverte au départ, ne sera fermée qu'à l'arrivée, pour ne pas *traîner* en commandements préliminaires. Il est bien entendu qu'on frappe avec le plateau osseux formé par les deux ou trois derniers métacarpiens, après avoir bloqué par le pouce plié en dedans, les deux premiers, qui ne demandent qu'à céder ou à se luxer. Naturellement qu'on restera maître de soi, c'est-à-dire qu'on ne se mettra pas en colère ; qu'on ne ragera même pas, suivant les sages conseils de Willie Lewis, le plus scientifique peut-être de tous les boxeurs.

Combattre ainsi de près, *à mi-corps ;* frapper court et sec ne sont pas seulement favorables à la vitesse, ils le sont et plus encore à l'économie des forces; ils ménagent le souffle plus qu'aucun autre moyen de combat.

Longtemps on frappa un peu partout jusqu'à la ceinture et horizontalement; on se meurtrissait terriblement avant d'arriver à un résultat. Sullivan trouva les *points sensibles*, et Fitzsimmons les *coups remontants*, particulièrement l'*uppercut*, qui donne la sensation d'un décollement de tête, et fait goûter pour quelque instants le sommeil et les splendides illuminations du *knock-out*.

Dans cette méthode, le coup par excellence est le *crochet*, porté obliquement à la mâchoire, près du menton. Il n'a pas besoin d'être bien fort pour endormir; il peut même, quoique moins facilement que l'uppercut, couper la langue au boxeur assez imprudent pour ne pas appliquer les dents les unes contre les autres, sans serrer, pendant toute la durée du combat; souvent il doit être précédé de l'*arrêt du gauche* à la figure (c'est alors le *doublet de Lewis*, terrible quand il est porté avec la vitesse suffisante), ou de quelque jabs, qui démoralisent plus qu'ils ne blessent[1].

1. Le crochet détermine une mise hors combat (knock-out) d'autant plus intense et d'autant plus prolongé qu'il est porté plus près de la pointe du menton, *tangentiellement* en quelque sorte, vite et sec.

Fitzsimmons cependant trouve la mâchoire trop dure, et préfère au crochet en ce point, le coup à l'estomac (direct ou crochet), le *schift punch*, qui agit violemment sur le plexus solaire ; mais il faut alors frapper immédiatement au-dessous de l'appendice xyphoïde, ce qui n'est pas toujours facile à préciser chez l'individu habillé. Ce coup varie d'ailleurs considérablement dans ses effets ; tandis qu'un individu maigre, courbé et contracté, en encaisse de formidables, l'homme gras, muscles abdominaux relâchés, ne peut supporter les plus petits.

L'uppercut est le coup le plus terrible ; mais on ne doit pas le chercher : il faut le laisser venir (Lewis) ; entre l'uppercut et le crochet il y a tous les intermédiaires.

Enfin, pour l'individu grand et lourd, un simple direct à la pointe du menton n'est pas à dédaigner. Tous ces coups peuvent être doublés, triplés même ; il faut alors se décontracter, *mollir* comme on dit, dans l'intervalle.

L'entraînement varie suivant qu'on veut devenir boxeur professionnel ou qu'on demande seulement à la boxe la défense de rue.

Dans le premier cas, il faut acquérir :

1° Un grand souffle, par la marche, la course de vitesse et le saut à la corde. On doit en arriver autant que possible à couvrir les 100 mètres en treize secondes (naturellement que le moral y est pour quelque chose, et qu'un grand sang-froid, le *flegme* comme on dit des Anglais, est indispensable au grand fond);

2° La vitesse initiale et la précision du poing, l'*extension fulgurante*, pourrait-on dire, en même temps qu'un certain durcissement, par le punching-ball, le sac de sable, la boxe contre son ombre ou *shadow*, sans négliger les exercices généraux de promptitude, notamment celui qui consiste à arrêter mains ouvertes les balles, qu'un opposant lance contre vous, tantôt à la tête et tantôt au corps ;

3° La science de l'*attaque* et de l'*esquive*, par la leçon et l'assaut, celle-là dominant celui-ci au début, celui-ci dominant celle-là à la fin, sans jamais la supprimer, quelque fort que l'on soit[1];

4° Le *jeu de jambes*, très difficile, parfois impossible à acquérir, par la leçon et l'assaut courtois ;

1. L'assaut devient très profitant quand il a lieu sous l'œil d'un *correcteur*, qui signale toutes les fautes ; il a même sur la leçon l'avantage de laisser au boxeur toute sa personnalité.

5° Enfin l'*encaissement*, par le durcissement général, l'amaigrissement de la face, l'hypertrophie et l'insensibilité relative des masséters, grâce à la mastication prolongée du *sen-sen-gum*, et le combat violent avec gants de quatre onces.

Ceci ne doit pas faire oublier la *culture physique* : elle domine tout, précède tout; et c'est, bien à tort que la plupart des jeunes boxeurs croient avoir toujours assez de muscles et toujours assez d'harmonie corporelle. Ils savent pourtant bien qu'un boxeur qui *frappe fort*, Harry Lewis par exemple, domine un boxeur plus scientifique que lui : la force ne vaut pas la vitesse et l'adresse, mais elle vient immédiatement après. Il convient donc de la développer par les altères moyennes (6 à 8 kilogrammes), lourdes moindres, celles-là presque tous les jours, celles-ci une ou deux fois par semaine, et par les développeurs de chambres, deux fois par semaine au moins. C'est au sandow qu'Harry Lewis *gonfle* ses muscles qui, sans cela, se réduiraient trop. Ajoutons-y le *saut à pieds joints*, pour la contraction forte et *fouettante* du triceps fémoral, qu'il développe plus qu'aucun autre exercice, et *l'ascension de l'escalier*, qui donne des jambes magnifiques.

Dans le second cas, les procédés qui permettent d'obtenir le souffle et la science sont encore applicables, quoique à un moindre degré ; mais l'*encaissement* peut être réduit au minimum : on n'en aura jamais assez contre un professionnel ; on en aura toujours trop contre le premier venu. L. Sée pense que l'assaut avec les gants de dix onces est suffisant et sans danger ; je lui ferai observer cependant que certains coups, le swing à la volée par exemple, ébranlent d'autant plus la tête que le gant est plus lourd. Tout dépend de la science des deux adversaires et de l'habitude qu'ils ont de combattre ensemble. Ils en arrivent même à rentrer l'un dans l'autre automatiquement, à la façon d'un *engrenage*, et à ne plus se toucher du tout, fortement tout au moins : *c'est l'idéal* (L. Sée). On ne manquera pas d'assister, le plus souvent possible, à des assauts ou combats entre boxeurs de premier ordre, professionnels ou amateurs : on ne voit jamais mieux les qualités et défauts d'un système que lorsqu'on est extérieur à ce système (A. Comte).

D'ailleurs la boxe de spectacle gagnera peu à peu les faveurs du public, le jour où l'on considérera :

1° Qu'elle a surtout pour but d'étourdir un individu, de l'endormir comme on dit, pendant quelques instants, par un *coup à la mâchoire :* en travers, de bas en haut ou intermédiaire ;

2° Qu'il faut éviter de frapper sur le nez, même dans les coups d'arrêt, pour ne pas ensanglanter son adversaire ; à plus forte raison aux yeux, pour ne pas l'aveugler ; modérer beaucoup les coups au cœur et à l'estomac, dont on se remet difficilement, et s'interdire absolument ceux aux parties génitales, ne serait-ce qu'un petit claquement ; enfin et surtout interrompre le combat dès que l'un des adversaires est tellement épuisé relativement à l'autre qu'il est absolument incapable de porter un coup décisif. En procédant autrement, comme on le fait souvent, le combat de boxe ressemble à un véritable massacre ; et les soigneurs sont vraiment impardonnables de laisser leur homme flotter inconscient sous une grêle de coups, simplement pour montrer son *courage* à une foule aussi impitoyable que mal éduquée.

10

Au point de vue cultural, *la boxe est le sport de l'énergie nerveuse* [1] ; faites-en de préférence aux autres, mais aussi plus modérément ; car, si vous étiez excessif, vous y perdriez tout, même votre mémoire la plus élémentaire. Cherchez la finesse et la vitesse du jeu de préférence à l'*encaissement*, qui ne convient qu'à des individus exceptionnellement durs. Même chez ces derniers, l'ébranlement fréquent de la tête n'est pas sans danger.

Relativement à l'extérieur, la boxe donne de grandes beautés, quelques-unes si originales et si importantes qu'elles nous conduisent forcément à une conception nouvelle de la beauté. Nous avons vu la poitrine trop en avant et pas assez en arrière ; les muscles trop en large et pas assez en long, ne distinguant pas suffisamment les *commandeurs*, des *directeurs* du mouvement, à plus forte raison les moteurs, des réserves. La boxe tient compte de tout cela. Mais il était impossible aux plus avisés de déterminer d'emblée ce qu'il faut supprimer, ce qu'il faut réduire et ce qu'il faut développer ; et le nombre des victimes est considérable : la réduction des réserves a conduit à un trop grand amaigrissement, surtout à une minceur excessive de la peau ; la poitrine s'est trop aplatie en avant et trop bombée en arrière ; enfin, chez les combattants, la face a dû se déformer, par élargissement du maxil-

---

1. L'exercice neurotique par excellence, dirait-on plus savamment.

laire inférieur lorsque les *crochets* dominaient, par réduction du nez et du maxillaire supérieur si c'étaient les *directs*. Malgré tout, la boxe réalise, dans les grandes tailles et plus encore dans les.

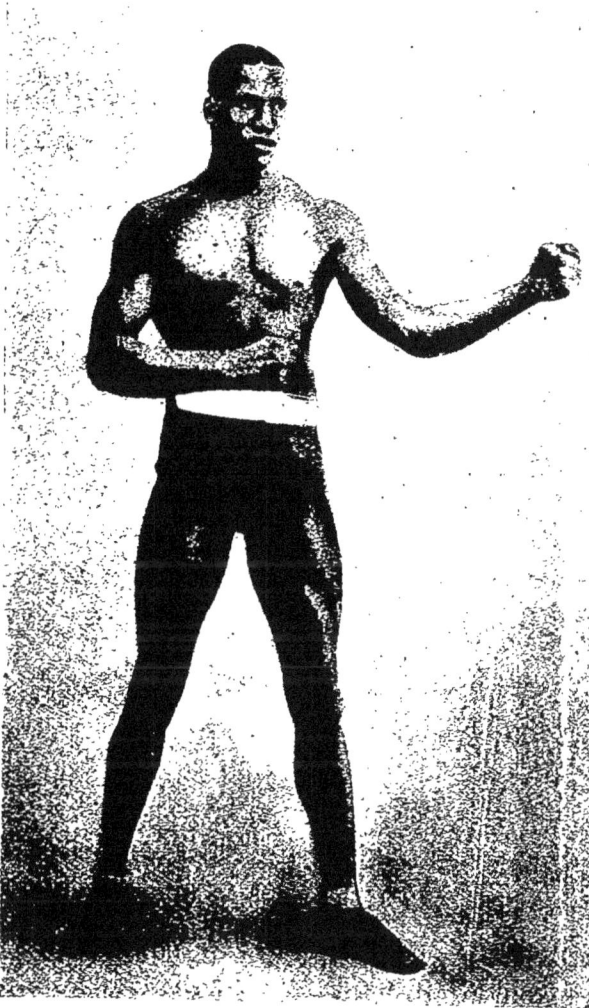

Fig. 78. — Bob Armstrong, le plus fin des pur-sang de grande taille (1ᵐ,90).
(Journal *la Boxe et les Boxeurs*.)

petites, les pur-sang les plus accomplis : Bob
Armstrong (*fig.* 78), Sam Mac Vea (*fig.* 79), Kelly,
Jimmy Clabby, Harry Lewis, etc.....

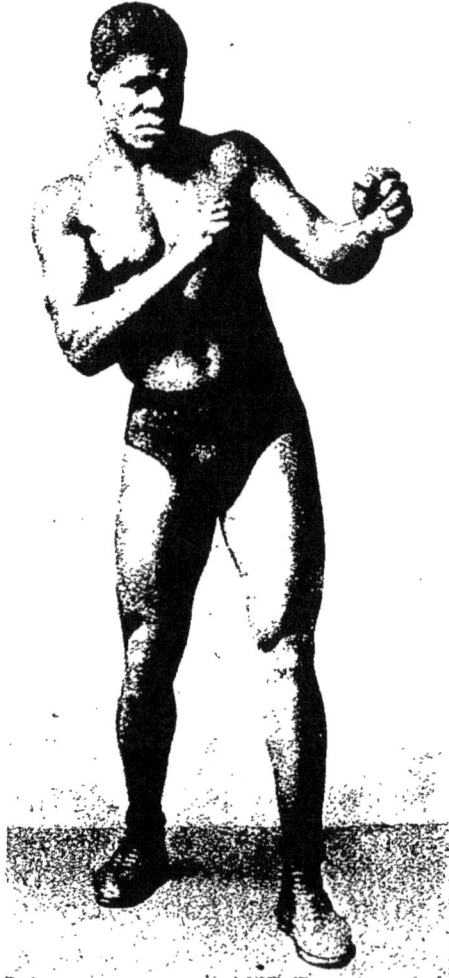

FIG. 79. — Sam Mac Vea.

Pur-sang très étoffé, presque herculéen dans la partie haute
du corps : 1^m,78, 92 kilogrammes.

(Journal *la Boxe et les Boxeurs*.)

Limitée au combat contre un sac de sable, un ballon, un fil pendu (Miquel), son ombre et mieux un ennemi imaginaire, la boxe perd certains défauts et garde la plupart de ses qualités. Le *shadow* est même un exercice de vitesse incomparable et le seul qui permette de récapituler en quelques minutes les mouvements essentiels du *bon animal* : foncer tête basse comme le taureau, courir comme le cheval, bondir comme le lion, serrer comme le singe, etc... : c'est bien, comme le veut l'ingénieur A. Sée, un exercice de grand avenir.

Simulé ou vrai, le combat de boxe donne au plus haut degré l'*élan de volonté*, qualité aussi précieuse que méconnue en culture physique, et qui consiste à imaginer dans son esprit, d'une façon instantanée, un mouvement inverse du mouvement principal. Tandis que l'*élan du corps* est visible et ne peut se pratiquer que lorsque le jeu des épaules, la *cadence*, est bien établie, l'élan moral est inappréciable, à cause de sa brièveté et du peu de déplacement corporel qui l'accompagne. Les deux élans peuvent s'ajouter, naturellement : la vitesse, la force, et plus encore l'économie de l'énergie nerveuse, sont alors portées au maximum.

Tous les autres sports peuvent bénéficier de cet artifice de gymnastique, ainsi que le dit Roger Bacon dans son *Sylva Sylvarum* : « Lorsqu'on fait d'abord un mouvement contraire à celui qu'on a en vue les *esprits*, par ce moyen, prenant pour ainsi dire un *grand élan*, se portent ensuite avec plus

10*

de force vers les parties qu'on veut mouvoir. » Comprenez dans cet élan, à la fois l'élan objectif, seul connu de l'antiquité et l'élan subjectif, pratiqué de nos jours par les boxeurs, et vous aurez, dans les paroles de Bacon, une formule très heureuse de la méthode de culture que je viens de signaler.

En résumé, le *combat de rue* est le problème le plus complexe qu'il soit ; pour cette raison tout autant qu'à cause de son utilité, je le trouve extrêmement captivant. Il varie infiniment avec les qualités physiques et les aptitudes des deux adversaires, le milieu où l'on est, le danger que l'on court, etc. On ne peut pas prévoir les coups que l'on portera : tout dépend de *ce qui se présente*, suivant le langage consacré ; et la grande difficulté consiste précisément à en juger avec une grande promptitude. Ce qu'on peut dire d'une manière générale c'est que, pour y exceller, il ne suffit pas de fréquenter les écoles de boxe ou de lutte : *on y apprend la science du combat*, dit Régnier, *mais non la combativité ;* celle-ci est en grande partie native. Il ne faut pas non plus s'astreindre à une seule méthode de défense, mais prendre à chacune d'elles ce qu'elle a de

meilleur : à la lutte populaire son coup de
tête, haut, bas et de côté, corps séparés ou en-
lacés, précédée ou non de la prise au collet, aux
épaules ou aux *jambes;* au jiujitsu, sa *culbute*,
sa *guitare*, ses *ciseaux*, ses *torsions* et ses *clés*,
pour me servir d'expressions un peu dures, mais
plus compréhensibles cependant que les déno-
minations japonaises ; à la boxe, son *arrêt du*
gauche et son *crochet du droit;* à la savate, son
coup de *pied bas* direct ou chassé et son *coup de*
pied de pointé au genou ou au bas-ventre, pour
ne citer que les coups fondamentaux. Et si l'on
n'est pas bien sûr de soi, il faut avoir recours à
toutes les précautions (surtout ne pas *discuter*)
et à toutes les ruses : jet de casquette ou chapeau
en l'air, si l'on veut dévier seulement l'attention,
directement à la face si l'on veut aveugler,
comme le fit Myaki à ce soldat américain en armes
que Roosevelt l'invitait à désarmer de force ;
tourbillonnement des mains devant la figure,
feintes diverses du poing et du pied, etc. : mieux
vaut vaincre sans ruse qu'avec ruse ; mais mieux
vaut aussi vaincre avec ruse que pas du tout.

Pour terminer ce chapitre, quelques mots sur
canotage, la bicyclette et l'escrime.

§ 4. — Canotage.

Par suite d'un changement complet dans la manière de ramer, le canotage, qui était un grand exercice de bras, est devenu un grand exercice de jambes. L'avantage d'avoir lieu au grand air et de développer beaucoup les reins ne compense pas le désavantage d'être seulement accessible à un petit nombre de personnes. Il ne faut donc pas s'exagérer son importance au point de vue de la culture physique.

Celle-ci demande des moyens qu'on trouve tout près et partout : une route, à la rigueur, une *piste bitumée* d'une dizaine de mètres de diamètre dans une cour ou jardin, pour marcher et courir ; des appareils élastiques fixés au mur et dans les portes, et quelques altères déposées au coin de la chambre. Tout cela aussi bien pour la femme que pour l'homme, et aussi bien pour les enfants que pour la femme ; c'est seulement ainsi qu'on peut assurer la *culture physique dans la famille*, fondamentale.

§ 5. — Bicyclette.

Très utile comme instrument de travail, la bicyclette est plutôt nuisible comme instrument d'exer-

cice. Dans le cas moindre elle déforme les jambes
et rend plus pénibles, moins attrayants en tout cas,
les exercices habituels de locomotion ; dans le
cas extrême elle altère le cœur (myocardite aiguë
d'abord, puis chronique), et prépare le lit des
grandes maladies microbiennes : fièvre typhoïde et
tuberculose. Si le football est le plus meurtrier des
jeux en Amérique (Conghlin); si le canotage force
beaucoup de cœurs en Angleterre (on dit que les
jeunes gens qui participent à la course Oxford-Cam-
bridge ne dépassent pas la quarantaine), c'est certainement la bicyclette qui fait le plus de mal en
France. Outre son danger physique, elle présente
encore un danger moral : c'est de pousser à un déplacement étendu, rapide et incessant, ennemi de
la sagesse.

C'est bien le moment de rappeler, avec le Dr Elliot, que la *pathologie sportive* forme déjà un chapitre important de la médecine (en Amérique, on
compte une victime sur cinq), et avec le Dr Sélig,
« que si la pratique modérée et rationnelle des sports
constitue un moyen excellent de *parfaire* le développement physique..., *l'excès des exercices sportifs
constitue un véritable attentat contre la santé* ».

§ 6. — Escrime.

A propos des réparations d'honneur, deux cas
peuvent se présenter : ou les amis, ou le public
peuvent juger du différend, et il faut en appeler à eux

ou à lui; ou le différend est à la fois intime et grave,
et l'on doit, pour que les deux intéressés s'exposent
également à la mort, choisir un moyen qui exclut
toute science, à plus forte raison toute tromperie,
un moyen *égal et aveugle* si l'on veut, à la façon
américaine. Et encore faudrait-il, pour ne pas être
blâmables socialement, si ce n'est punissables, que
les duellistes puissent disparaître sans nuire grave-
ment à leur famille ou à leur pays, tout au moins
sans laisser dans une grande misère ceux qu'ils sont
chargés avant tout d'élever et de nourrir. On avouera
que ces conditions sont rarement réunies. Le fait
seul de n'en tenir aucun compte ferait supposer,
chez les individus trop prompts à provoquer les
autres, un manque de jugement, si l'on ne savait
déjà, par un grand moraliste, que ce sont d'habitude de « malhonnêtes gens ».

Reste donc l'escrime comme exercice. Eh bien !
si elle est capable de développer de belles jambes,
comme le fait observer le professeur Junkhéère ; si
elle peut faire transpirer abondamment des sédentaires qui sans cela ne s'exerceraient pas, elle a l'inconvénient d'être raide, asymétrique, très localisée
comme action volontaire, et de rendre peu apte à
tous les exercices qui demandent une grande souplesse, notamment la *self-defence.*

DEUXIÈME PARTIE

DE L'EXERCICE SUIVANT L'AGE
OU ÉDUCATION PHYSIQUE

---

§ 1. — La première enfance (un à trois ans).

La gymnastique de l'enfant devrait commencer dans le sein de la mère, comme l'admettaient les anciens : Platon veut qu'on fasse une loi « astreignant les femmes enceintes à de fréquentes promenades » ; Aristote précise cette idée en demandant que le législateur « ordonne aux femmes enceintes de se rendre chaque jour au temple de quelqu'une des divinités présidant à la procréation des enfants ». Platon désigne sous le nom très heureux de *gymnastique embryonnaire* cet exercice passif, le plus doucement passif qu'il soit, puisqu'il a lieu dans les eaux de l'amnios, et il en explique ainsi les avantages : « le mouvement et l'agitation, lorsqu'ils ne vont pas jusqu'à l'extrême lassitude, sont utiles à tous les corps, soit qu'ils se donnent eux-mêmes ce mouvement, soit qu'ils le reçoivent ; et ces secousses, aidant à la digestion des aliments, ont la vertu de communiquer au corps la santé, la beauté et la vigueur. »

Pendant la première enfance l'exercice passif dominera encore beaucoup : on promènera les enfants sur le bras, à la rigueur en voiture, comme « les Athéniens promenaient sur la main ou sur le bras les oiseaux de combat » (Platon). On ne se hâtera pas de les faire marcher ; la station verticale est trop pénible et trop déformante à un âge si tendre ; les enfants joueront à terre, tantôt assis et tantôt couchés ; on les laissera se traîner et marcher sur les mains et les genoux.

§ 2. — Deuxième enfance (trois à sept ans).

De trois à cinq ans Gargantua passait son temps à manger, boire et dormir ; c'est bien ainsi qu'il convient d'assurer, à l'origine, la prééminence de la vie de nutrition sur la vie de relation ; et ce qui était vrai du temps de Rabelais l'est bien plus aujourd'hui où nous avons tant *gagné en fleurs* et *perdu en racines*. A l'exercice passif et aux traînades sur tapis, s'ajoute-

ront peu à peu et par ordre : la *reptation* méthodique et divers jeux très connus, parmi
lesquels le transport du sable avec pelle et
brouette suivi de modelages variés, est certainement le meilleur.

Jamais on n'a élevé la *reptation* à la hauteur
d'une méthode de gymnastique, et cependant
il n'est pas d'exercice plus fortifiant : ils développent surtout les muscles peauciers, les
muscles parois et les muscles larges du tronc,
de façon à former autour de ce dernier une
enveloppe charnue énorme qui assure le main-
tien des viscères et toutes les manifestations de
l'énergie. On se rapproche ainsi des reptiles, dont
la force phénoménale est due autant à leur
mode de progression qu'à leur organisation
première. Ainsi, l'enfant étant à terre, sur un
grand tapis, on l'invitera à rouler à droite et à
gauche, à se transporter du côté de la tête et
du côté des pieds, à se redresser et à s'étendre
ensuite, à faire finalement des déplacements
brusques, des sortes de bonds en tous sens,
d'abord sans le secours des membres, puis à
l'aide des jambes seules, enfin avec les jambes
et les bras pliés au coude.

11

L'enfant prendra l'habitude de se coucher à bonne heure et de dormir sur le dos.

§ 3. — Première jeunesse (sept à treize ans).

De la reptation nous passons au *grimpage* : c'est le grand exercice de la première jeunesse ; c'est lui qui donne la plus solide constitution. A défaut d'arbres, les enfants des villes auront des mâts munis de quelques branches et d'une grosseur telle qu'ils puissent les embrasser en croisant un peu les mains.

On commencera aussi à cet âge les exercices de *petite acrobatie*, qui consistent à s'étendre sur le sol et à se relever très vite de toutes les façons : outre qu'ils présentent un intérêt pratique, ces mouvements donnent de la vitesse, de la souplesse et une grande force. Enfin l'on fera un peu de gymnastique aux agrès, comme pour compléter le grimpage : barre fixe, échelle inclinée, corde lisse, etc.

A la marche corps libre, et à la marche avec traction ou poussée de brouette ou voiturette, s'ajouteront les jeux qui ne sont qu'une occasion de courir : barres, petit jeu de balle, etc.; mais ces jeux devront être étroitement surveil-

lés, dans les villes principalement. Platon demande déjà, pour les enfants de trois à six ans,
que « les nourrices soient avec eux pour que
tout se passe dans l'ordre et pour modérer *leurs
petites vivacités* ». Que dirait-il aujourd'hui en
voyant les enfants des grandes villes ? Leurs
jeux ressemblent à des convulsions ; les enfants y perdent plus qu'ils n'y gagnent à tous
les points de vue ; les plus nerveux s'y épuisent
et s'y dessèchent : *la lame use le fourreau.*

Platon est encore très sage quand il recommande de ne pas introduire trop de jeux nouveaux. S'il avait connu les jeunes Parisiens
actuels, il n'aurait pas manqué de condamner
aussi les changements trop fréquents de jeu.
On doit obliger les enfants à maintenir un certain temps celui qu'ils ont d'abord choisi ;
car ils transporteront plus tard dans la vie leurs
habitudes de jeunesse ; et l'on ne saurait combattre trop tôt ce *novis rebus student* que
César reprochait déjà à la vieille Gaule, et qui
est bien toujours notre principal défaut.

Ce sera aussi le moment de s'habituer à
quelque condition du mouvement qu'on pourrait bien rencontrer un jour : la marche et la

course avec fardeau, sur le dos ou à la main,
la course sur une jambe ou *monocolique*, la
grande hauteur et la faible lumière. L'exercice
du *portique*, tel qu'on le fait au régiment, n'est
pas sans danger; il serait plus rationnel et tout
aussi efficace d'élever progressivement la poutre
sur laquelle on passe. Quant aux *jeux de nuit*,
tant recommandés par Rousseau, ils ne peuvent
qu'augmenter l'acuité visuelle, le sens musculaire et atténuer la crainte, la peur même que
la nuit porte avec elle[1].

C'est enfin le moment d'assurer l'étendue et
l'ampleur des mouvements par l'*exercice intégral*.
Il n'est pas besoin pour cela de le pratiquer tous
les jours et d'en faire pour ainsi dire la base
de l'éducation, à la façon suédoise : un exercice
par semaine suffit.

Je crois inutile de présenter ici un tableau
complet de l'exercice intégral. Il me suffira de
dire qu'il doit comprendre tous les mouvements
des diverses parties du corps : flexions, exten-

---

1. La physiologie et la pathologie nous apprennent que le
sens musculaire, chargé de nous renseigner sur la position des
muscles, la direction et l'intensité de leur contraction, se
développe d'autant plus que la vue lui vient moins en aide.

sions, abductions, adductions, rotations directes
et obliques, tantôt isolés et tantôt diversement associées. On marquera de temps à autre
quelques arrêts, dans les poses plastiques les
plus belles.

D'ailleurs ceux qui voudraient le détail de
ces exercices n'ont qu'à consulter les derniers
manuels militaires et scolaires ; ils ne con-
tiennent plus guère que cette gymnastique.

La vie animale ne doit pas faire oublier la vie organique. En donnant aux enfants presque exclusivement des aliments très nourrissants : pain blanc,
sucre, purées, viandes, etc., on tend plus à les engraisser qu'à les faire croître. Le pain de blé,
fabriqué comme il est dit dans l'*Hygiène pour
Tous*, la viande de porc froide, les soupes (modérément), le beurre et le fromage, les légumes
verts et les fruits donnent seuls l'ampleur des formes
et une certaine rusticité. Un proverbe breton dit
bien justement aux enfants : *Mange des légumes, tu
seras poilu;* il aurait fallu ajouter : *ossu* et *dentu*,
car ces trois formations vont ensemble. Contraire-
ment aux tendances actuelles, il faudra *entraîner les
enfants à la digestion de la graisse :* c'est le principe immédiat qui manque le plus aux végétaux,
aliments très dominants jusqu'à la fin de la croissance, au pain de blé en particulier. La graisse est

d'ailleurs l'aliment d'entretien, de calorification, de
réserve et de travail mulassier par excellence ; sans
elle il est impossible d'établir, pas plus pour les
sédentaires que pour les ouvriers, des régimes éco-
nomiques. Je suis d'avis de ne pas trop varier l'alimentation en ce qu'elle a de fondamental : les *fer-
ments qui s'adressent à tout, ne s'adressent à rien.*
Comme boisson, de l'eau aux forts ; du vin trempé
aux faibles ; de l'alcool, du café et du thé à personne.

C'est le moment de parler des *applications froides.*
Les lotions ou bains chauds du tout jeune âge étant
nécessairement affaiblissants, il convient de les
remplacer le plus tôt possible par des ablutions
froides en s'astreignant aux règles suivantes :

1° Frotter le corps humidement, d'abord linge
exprimé, puis de plus en plus trempé, toujours
avec une eau douce et froide (l'eau d'une citerne
profonde de préférence) et autant que possible sous
un abri, au grand air :

2° Appliquer ensuite le linge mouillé contre la peau
sur une large surface (application enveloppante),
et le renouveler une ou deux fois, dès qu'il est
chaud : insister sur les régions précordiale et ra-
chidienne ; en avant presser de la main, en arrière
se *palusser*, pour coller le linge contre la peau ;

3° Faire cette application le matin au saut du lit,
sous un habit chaud et très ample ;

4° Laisser les pieds au chaud d'habitude, et ne
frotter les jambes que jusqu'à la cheville et légèrement ;

5° Lotionner abondamment les pieds et le bas des jambes, pantalon relevé au-dessus du genou : une fois par semaine l'hiver, après la course du soir, deux fois en été, le matin.

Ceci ne dispense pas de l'ablution basse quotidienne, autant de propreté que d'hygiène.

L'effet direct immédiat des applications froides ainsi comprises, sera l'enlèvement de la chaleur résiduelle, si abondante après le repos au lit, et d'une petite partie de la chaleur vitale, aussitôt remplacée par les foyers calorifiques surexcités; l'effet direct lointain, l'adaptation de la nutrition à une température légèrement au-dessous de la normale.

Des observations nombreuses me permettent d'affirmer ce changement profond du chimisme intime; et puisqu'il est vrai que les individus les plus résistants ont une température plutôt basse, et les individus atteignant les limites extrêmes de la vie, un pouls lent (Hufeland), il m'est permis de considérer cette méthode d'hydriation comme un des plus puissants facteurs de perfectionnement physique.

L'effet indirect porte sur les glandes de la peau : mûrissement de la sueur (Priestnitz et Kneipp), et sur les fonctions reflexes : augmentation du tonus général, base de l'*endurcissement*. On ne craint plus le froid, on ne s'enrhume plus. Il se fait à la longue une réserve abondante de graisse et de sang ; et cette condition, tout autant que l'action légèrement anes-

thésiante, fait que les applications froides sont
plus recommandables en pays froid qu'en pays
chaud et l'hiver que l'été, sous notre climat. Sous les
tropiques l'eau froide est même contre-indiquée, et
l'eau très chaude prend sa place, ainsi que le dé-
clarait Roosevelt à la suite de son dernier voyage :
« le bain chaud, jamais froid, est une quasi-néces-
sité dans l'Afrique équatoriale ».

Je crois que la défense contre l'extrême chaud
exige une peau épaisse et dure, maigre en sa pro-
fondeur, hormis quelques réserves très localisées
et habituellement couvertes de gros poils ; plus hui-
leuse que suante, noire, rouge ou jaune, en son
corps de Malpighi, autant de conditions qui ne se
développent guère que par une longue exposition
à l'air, et que les applications froides en tout cas
ne peuvent que gêner. Peut-être même que dans les
climats froids il faut une certaine humidité de l'air
pour tirer de l'hydriation tous les bénéfices que je
viens de signaler.

Après les applications froides, *l'aération* de la
peau. Séchez d'abord les jambes en fouettant l'air
tout autour avec un linge bien sec ; puis remontez
le pantalon et laissez le reste du corps sécher tout
seul, tout à fait découvert s'il ne fait pas trop froid,
sous votre habit chaud ballant dans le cas contraire.

On peut frictionner un peu la peau à la fin, mais
très légèrement ; frotter jusqu'à rubéfaction, comme
le font tant de personnes, désorganise le tégu-
ment. Une friction à l'huile d'olive, de temps à

autre, avec massage général, tonifie et assouplit.

Après l'aération l'*ensoleillement* ou plus exacte-
ment l'*illumination*, car le soleil n'est pas constam-
ment nécessaire. Méfiez-vous de l'éclairage trop
vif et trop chaud du milieu et de la fin du jour :
il brûle la peau et élève la température centrale; et
ayez confiance au soleil du matin. Exposez-vous-y
franchement tant qu'il est tendre, et faites-le passer à travers quelques branches d'arbre, à la
rigueur à travers un treillage, dès qu'il est un peu
haut sur l'horizon. Et si vous tenez à *cuivrer* la peau
pour vous exposer plus tard sans dommage au soleil
ardent, faites comme les beaux bateliers de Cons-
tantinople, les caïdjids, plongez-vous dans l'eau
et séchez-vous au soleil, plusieurs fois de suite.
L'eau de mer donne un plus beau cuivre que l'eau
simplement salée, et celle-ci plus que l'eau douce.

Pour ce qui est de l'illumination à d'autres
moments, recommandable surtout aux enfants, pas
de mollets à l'air: *la vraie tenue d'aération et d'ensoleillement de la peau* est celle des petits bohé-
miens de l'Allemagne du nord, que je vois tous les
hivers jouer au grand air *sans chemise*, sous un
pardessus ample et chaud battant au vent, et un
pantalon non moins grand remontant jusqu'à l'ombilic. Découvrez au moins la base du cou et la partie antérieure de la poitrine, le *plastron*, à la façon
des paysans : là est le poumon, grand foyer d'oxy-
dations, et là est le cœur, toujours à la peine.
D'ailleurs, si le reste du corps est bien couvert,

vous n'aurez aucune impression du froid ; et vous
en arriverez bientôt, à l'exemple des montagnards
bulgares, à recevoir agréablement la neige sur les
frisures de votre sternum, si frisures il y a. Surtout
laissez de temps à autre la *chemise :* c'est *le plus grand
ennemi de la peau,* parce qu'elle l'oblige à vivre
continuellement dans une atmosphère obscure et
confinée.

Au point de vue respiratoire, l'*aération* demande-
rait un long chapitre ; mais je ne veux faire qu'un
petit livre, et voici le résumé de ce que je sais sur
ce sujet : *l'air vif à l'activité ; l'air tendre au repos ;
l'air vicié à rien.* Donc que les enfants s'exercent,
comme vous, dans l'atmosphère infinie ; et qu'ils
dorment dans l'atmosphère restreinte des chambres,
dont vous éviterez la viciation en la laissant cons-
tamment communiquer avec le dehors, plus ou
moins suivant la saison et les tempéraments. Ce
sont les nerveux et les pâles qui ont le plus besoin
de l'action excitante de l'air. Ne les mettez pas aux
quatre vents la nuit, comme le veut Bilz, l'avaleur
de frimas : ils sont trop fins pour cela ; mais don-
nez-leur en toute saison *un filet d'air pur.* Et le
jour, pour eux comme pour vous, aérez en masse
de temps à autre, c'est-à-dire en ouvrant tout, vos
maisons privées et vos maisons publiques, surtout
les écoles où l'on s'habitue à l'air le plus infect
qu'il soit. Supposez qu'au lieu de primer les maisons
ayant de belles façades, on récompense celles qui pré-
senteraient à tous les étages des *balcons-promenoirs*

où chaque famille vivrait au moins six mois de l'année, et vous verrez les enfants des quartiers bien aérés des villes aussi colorés et aussi frais que les enfants des campagnes, d'un teint plus brillant même, à cause du moindre hâle et de la meilleure nourriture.

§ 4. — Deuxième jeunesse (treize à dix-huit ans).

Treize ans ! C'est le moment de faire un choix : ou *sédentaire ou travailleur*. Mais le futur intellectuel devra quand même apprendre un métier. De tout temps on l'a compris ainsi : à Sparte une loi de Solon « dispensait du devoir de nourrir ses parents celui auquel la famille n'avait pas fait apprendre un métier, après avoir fortifié ses facultés physiques par l'exercice et les facultés intellectuelles par l'étude ». J.-J. Rousseau veut aussi qu'Émile apprenne un métier, et il lui choisit judicieusement celui de menuisier. J'augure que les sédentaires de France (riches et enrichis, intellectuels et fonctionnaires) paieront cher un jour, eux ou leurs descendants, le *mépris* qu'ils professent actuellement pour les métiers manuels.

Si le jeune homme doit vivre de son travail, s'il doit être *ouvrier*, il s'exercera probablement plus qu'il ne le voudrait; c'est de plus en plus l'*apprenti* qui paie les frais de la lutte entre patrons et ouvriers. Un jour viendra sans doute où il aura quelques loisirs, et où il pourra exercer, deux fois par semaine au moins, les muscles que son travail habituel laisse dans l'inaction, en même temps que corriger les déformations résultant de la spécialisation croissante du travail.

Chez le jeune intellectuel, l'emploi du temps consacré à l'exercice sera absolument inverse : une ou deux fois par semaine, travail manuel ; six ou cinq fois, exercice de culture. A la campagne ou à la ville, il apprendra de préférence la *menuiserie* et la *serrurerie*, pour lesquelles un petit outillage est nécessaire ; à la campagne, en plus l'horticulture et le jardinage. Le métier de *charpentier* donne une plus grande discipline musculaire et développe davantage ; c'est lui qui prépare le mieux aux *exercices de sauvetage*, qui condensent pour ainsi dire tous les exercices utilitaires, et tellement importants, par suite, que chaque citoyen devrait se considérer comme moralement obligé d'y prendre part, publiquement, jusqu'au déclin ;

mais ce métier est beaucoup moins commode
à apprendre que les précédents, et il faudra
se contenter d'enseigner, dans les grands gymnases, les principales façons de coltiner et
d'échafauder.

On continuera le *grimpage*, pour donner de
l'envergure et du buste, de fortes gouttières
vertébrales, et maintenir dans le pied des mouvements qui se perdent très vite par la station
verticale.

C'est le moment des *exercices à deux :* si le
meilleur *opposant* de l'adulte et plus encore du
déclinant est le caoutchouc, pour le jeune
homme, c'est un jeune homme. On commencera donc la lutte de simple *opposition*, que les
Japonais ont élevée à la hauteur d'une méthode :

Premièrement et surtout debout : se pousser
poitrine contre poitrine ; se tirer par les bras
et par la nuque ; se conduire par le bras et le
cou ; s'ouvrir la main de force à la façon Milon
de Crotone ; se porter sur le dos, etc.

Deuxièmement, étant assis, jambes étendues
et pieds au contact ; se relever en force.

Troisièmement, courir sur un gazon, si l'on

en a, et chercher de temps à autre à se conduire, à se renverser, etc., à la façon des Hindous ; on pourrait dire aussi, sans rapprochement irrévérencieux, à la façon des chiens, car c'est là leur grand exercice.

Enfin l'on peut s'exercer *à plusieurs*, comme dans le *jeu des massues* imaginé par Brost, et dans lequel les adversaires, formant chaîne, s'efforcent chacun de faire renverser par les autres des quilles ou des massues debout, disposées en un grand jeu.

De ces exercices de mobilité au *jiu jitsu*, il n'y a qu'un pas ; cependant on ne permettra pas le vrai combat, c'est-à-dire les *clés*, avant dix-huit ans.

On continuera aussi la *petite acrobatie*, non seulement pour développer les muscles dans leur action inverse, mais pour la facilité et la rapidité des mouvements du corps tout entier : l'acrobatie est l'exercice de *mobilité* par excellence. Les *jeux de plein air* prendront une grande importance, le football pour les plus vigoureux et le tennis pour tous. Comme ils échauffent beaucoup le corps, ils seront suivis d'habitude d'une application froide, tout au moins d'un

rafraîchissement d'habillement, à la façon Gargantua [1].

C'est le moment de commencer la gymnastique aux agrès ; barre fixe, barres parallèles,
anneaux, cordes, etc.

C'est enfin l'époque de la natation. On l'en-
seignera avec tous les ménagements que demande une race aussi sensible que la nôtre,
dans le Sud-Ouest principalement. On traitera
même comme des enfants ces névropathes que
l'eau effraie, épuise et attriste, comme s'ils
avaient dans leur hérédité pathologique une
grosse peur survenue dans ce milieu. On
n'oubliera pas les exercices des sens : tact,
audition, olfaction, gustation et vision, sur
lesquels je n'ai pas à insister ici.

Tout gouvernement solidement établi peut
décréter la liberté de l'enseignement tout autant
que la liberté des cultes ; mais il doit s'en réserver la surveillance, afin qu'il ne soit rien dit
de grave contre le bon sens et la morale ; et
d'en juger par des concours publics qui devront

1. Chez les petites natures la friction humide fraîche est
préférable à tout : elle enlève la chaleur en excès et remplace
pour ainsi dire le *couteau de chaleur* des chevaux à l'entraînement.

porter aussi bien sur le corps que sur l'esprit.
Voici les épreuves que je propose pour le *certificat primaire d'instruction physique*, obliga-
toire à dix-huit ans révolus.

I. — EXERCICES DE CULTURE PURE [1]

Marche de 30 kilomètres en	6 heures
Course de vitesse : 100 mètres en	16 secondes
— de demi-fond : 1500 mètres en .	6 minutes
Saut en hauteur, sans élan.	$0^m,80$
— avec élan.	1 mètre
Saut en longueur, sans élan.	2 —
— avec élan.	3 —
Corde lisse, sans l'aide des jambes. . . .	5 —
Développer à deux mains la pierre de.	40 kilogr.
Porter à 30 mètres	150 —
Nager : 100 mètres en.	3 minutes
Plonger pendant	10 secondes

II. — EXERCICES UTILITAIRES

Se rétablir sur barre ou planches ;
Passer le portique ;
Nager, plonger et évoluer dans l'eau ;
Monter la corde lisse, la corde à nœuds et l'échelle, de
toutes les façons.

Synthétiser tous ces exercices dans un sauvetage.

Monter à cheval, à bicyclette et à barque ;
Savoir conduire, tout au moins arrêter, les principaux
engins mécaniques de locomotions ;
Connaître de la lutte, de la boxe, de la savate et des
armes, ce qui est nécessaire à la défense.

1. Plusieurs de ces exercices ont été indiqués par le lieutenant
Hébert, directeur de la gymnastique dans la marine.

Pour stimuler la jeunesse et aussi pour savoir où nous en sommes de la haute culture physique, il conviendrait de créer un *certificat supérieur* d'instruction physique, soutenable à partir de vingt et un ans révolus, et comprenant, outre les exercices utilitaires ci-dessus, les performances suivantes :

Marche....................	120 km. en un jour
Course de vitesse.........	100 m. en 13 secondes[1]
— mixte.............	400 m. en 1 minute
— de fond...........	14 km. en 1 heure
Saut en hauteur avec élan..	$1^m,40$
— longueur avec élan.	5 mètres
Corde lisse à la seule force des bras..............	10 mètres
Jetée à deux mains........	80 kilogr.
Développer à deux mains : dix fois de suite, la pierre de	50 kilogr.
Lancer le poids à..........	9 mètres
— le disque à........	28 —
Porter 200 kilogr. à........	50 mètres
Nager 100 mètres en........	2 minutes
Plonger sous l'eau et prendre un objet à 5 mètres de profondeur en..........	1 minute

On accorderait des mentions aux jeunes gens

1. C'est l'épreuve athlétique par excellence. Si j'étais quelque chose dans l'armée, je réunirais en un régiment tous les soldats capables de faire 100 mètres en moins de quatorze secondes.

qui se distingueraient dans ces épreuves : par
exemple à Shéridan, l'athlète le plus complet
du monde entier ; à Failliot et Paoli, qui le
suivent ; à E. Deriaz, Maspoli, Vasseur, Dérou-
baix si remarquable en son petit format, et tant
d'autres que j'ignore, et qui ne m'en voudront
pas de ne pas les citer. Ces noms seraient connus du monde entier comme l'avant-garde du
progrès physique. Si l'excès d'amour-propre
cause bien des malheurs, dans la culture corporelle plus encore que dans la culture spirituelle, l'indifférence serait bien plus préjudi-
ciable encore. Ne vous pressez donc pas de
rendre l'esprit positif ; *laissez un peu d'orgueil
au front de la jeunesse.*

§ 5. — Troisième jeunesse (dix-huit à vingt-trois ans).

C'est le moment des examens terribles, par
le nombre de connaissances inutiles qu'on est
obligé d'y apporter ; et je dois une réponse à
cette question si souvent posée et jamais réso-
lue : les exercices du corps sont-ils favorables
ou nuisibles à ceux de l'esprit ?

Mal compris ils sont manifestement nuisibles,
bien compris ils sont favorables, plutôt néan-

moins à la qualité qu'à la quantité. Ceux que j'ai
indiqués d'une manière générale et que je vais
reprendre en les précisant, me paraissent répondre à cette formule si heureuse de J.-J. Rousseau : « Le secret de l'éducation est de faire
que les exercices du corps et ceux de l'esprit
servent de délassement les uns aux autres. »

C'est l'âge de la *coordination des forces*, et
les exercices libres, les jeux de plein air seront
partiellement remplacés par les exercices de
chambre : les développeurs élastiques sont
de tous les âges ; on a pu en user modérément à
partir de treize ans, mais c'est à partir de
dix-huit ans qu'ils acquièrent toute leur importance. C'est l'âge du *musclement systématique*,
et les exercices précédents devront alterner avec
la levée d'altères légères et les mouvements
d'auto-opposition. C'est aussi l'âge où le jeune
homme doit devenir *beau*, d'abord pour lui :
cache ta vie, dit Epicure ; je dirai : cache surtout ta beauté corporelle : *sois beau pour toi* ;
puis pour la jeune fille qui sera un jour sa compagne: *crains de lui dévoiler alors quelque
laideur qu'elle ne pourrait soupçonner sous
l'artifice de l'habillement.* C'est enfin l'âge d'une

certaine force, et la levée de poids moyens et
petits poids lourds doit entrer régulièrement,
deux fois par semaine au moins, dans la gymnastique de chambre. Les progrès obtenus se
mesureront, non par l'effort réalisé à la suite
d'une exaltation suprême de la volonté, mais
par la facilité, le naturel et l'aisance d'un *bel
effort*.

On continuera la lutte libre à laquelle on
ajoutera peu à peu la lutte gréco-romaine,
leçon d'habitude, rarement assaut ; le lancement
du disque et du poids, du javelot même, le
tennis et le football assagi, plus capable, encore
que les altères de « galantir les nerfs », suivant
l'expression de Rabelais, sans négliger la marche
matinale et la course vespérale, qui restent
toujours à la base de l'excercitation.

Comme modèles de beauté il n'est pas besoin
d'en appeler aux statues antiques ; nous avons
plus vrai en E. Deriaz (*fig*. 75), Sheldon (*fig*. 76),
Bob Armstrong (*fig*. 78), Sam Mac Vea (*fig*. 79),
Menzel (*fig*. 80), Bankier (*fig*. 81), Sandow et
Pendom décontractés, Desbonnet, Müller et Mac
Faden, Constant le Marin, Apollon, Elliot, Poiré,
Kara-Osman, Ibrahim Mamouth, le Résistant,

et tant d'autres que je connais moins ou que
j'oublie.

A propos des exercices de force et de résistance,

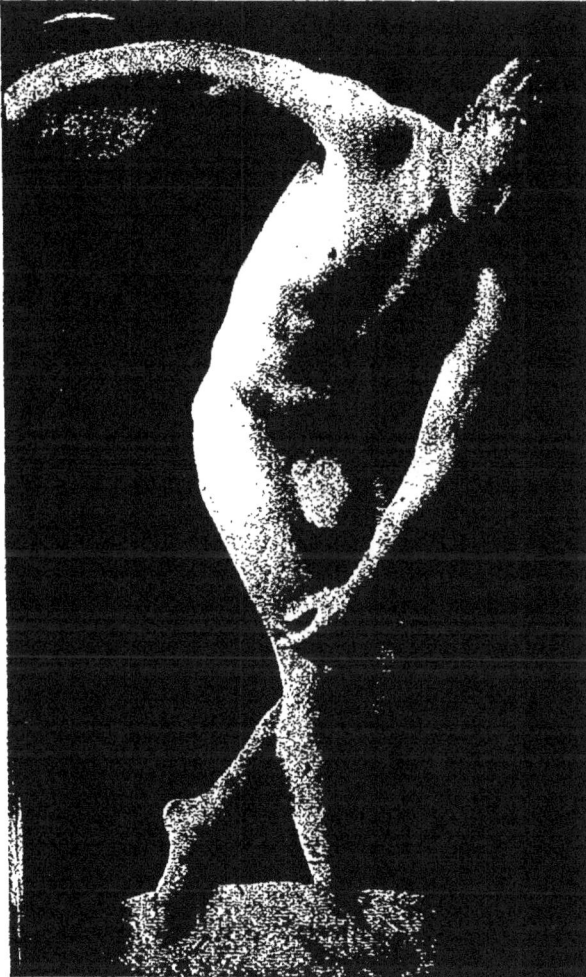

FIG. 80. — Menzel (le discobole).
(Journal *la Culture Physique*.)

je voudrais qu'ils s'étendissent depuis le plus pur
automatisme, retardant autant que possible la fatigue, jusqu'à la plus haute *volonté*, permettant de

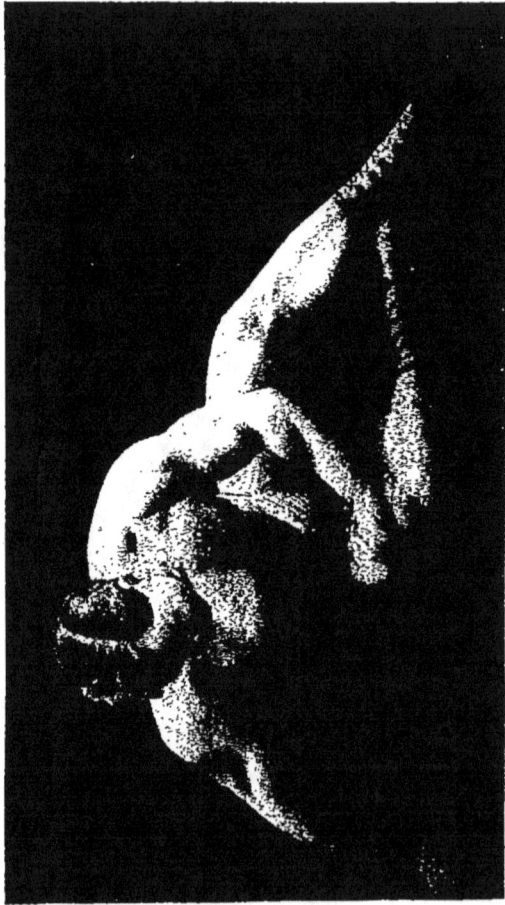

FIG. 81. — Bankier, dit Apollo, dans le Gladiateur blessé.
(Journal la Culture Physique.)

la vaincre, comme dit Dante. Dans les grandes
marches militaires, par exemple, marcher mécaniquement, en flexion, les sens complètement repliés;
puis, à l'arrivée, courir 100 mètres à toute vitesse

ou faire tel autre exercice exigeant une grande énergie nerveuse.

Je voudrais encore que le soldat ainsi éduqué soit capable, par un grand effort de volonté, de ralentir *sa nutrition* sans perdre de sa force. Un général serait bien surpris, dans l'état actuel des choses, s'il recevait de son ministre cet ordre : « Faites des marches automatiques » ; mais il le serait bien plus s'il en recevait cet autre : « Mettez votre armée en nutrition moindre » ; et cependant l'on sait que toutes les manifestations vives des sens, la grande joie, augmentent l'urée éliminée par les urines, tandis qu'une vie calme, à plus forte raison la tristesse, la diminuent, ce qui donne raison au peuple : le chagrin nourrit. Sans en arriver là il suffirait, pour limiter les dépenses, d'imposer silence aux sens, de parler peu surtout, de se recueillir en un mot, comme à la veille d'une grande action.

Je voudrais enfin, chose facile *a priori*, qu'on en arrivât à force de culture, à rendre possible momentanément un état particulier que j'ai constaté parfois en athlétisme et que j'appelle une *deuxième vie*, parce que le fonctionnement des principaux organes y est complètement différent du fonctionnement normal, tout autant que dans le somnambulisme, l'anorexie hystérique et bien d'autres manifestations de la grande névrose. En voici quelques exemples très résumés.

E. Deriaz veut tirer la *bourre* au dernier championnat de lutte des Folies-Bergère; aussitôt, pour l'arrêter, on lui oppose le plus fort des Turcs. Fou de colère, Deriaz court sur son adversaire, *mains et avant-bras exsangues*, l'enlève et le plaque sur les deux épaules, sans avoir aucune conscience de l'effort qu'il déploie. « Jamais, dit-il, 120 kilogrammes ne m'avaient paru si légers. » Un Japonais lutte contre un géant hercule qui le soulève, le promène et le jette au tapis comme un enfant. Il pâlit à vue d'œil et l'on croit qu'il va s'évanouir. Que non ! il n'a jamais mieux résisté : « il m'épuise, dit le géant, avec ses poussées continuelles de bras et de jambes ». Dans une course de fond un athlète anglo-saxon (eux seuls présentent cette particularité) vous déclare qu'il a attrapé ou non le *deuxième souffle* : si oui, la course est gagnée; si non, elle est perdue. Mais ce deuxième souffle n'est en réalité qu'un nouveau fonctionnement de l'appareil respiratoire et circulatoire, du cœur principalement.

Il est donc possible, par une haute culture physique, de faire des individus, des armées, qui par leur désir de vaincre et une confiance en soi inaltérable, s'affranchissent un instant des conditions de la vie physiologique, et peuvent, grâce à cet artifice, réaliser passagèrement une force de muscle, de cœur et d'âme pour ainsi dire au-dessus de l'humanité. Si le perfectionnement des muscles en tant qu'agents seulement moteurs, a une limite, celui de la *volonté* qui les ordonne est pour ainsi dire infini ; et la culture physique, qui s'adressait d'abord à ce que l'homme a de plus bas, parle maintenant à ce qu'il a de plus haut. N'accusons pas trop la culture intellectuelle de ne pas en être arrivée là ; elle n'a rien vu, rien touché, rien soupesé..., ne considérant qu'un cerveau sans organes, *une intelligence sans mains ;* mais rejetons plus que jamais, avec Montaigne, cette « *inhumaine sapience,* qui nous veut rendre dédaigneux et ennemis de la culture du corps ».

Je ne crois pas qu'on doive enseigner la défense sans armes avant dix-huit ans ; d'abord parce qu'il ne faut pas spécialiser l'exercice avant d'avoir acquis, par la culture générale, un développement suffisant, comme le font actuellement les trois quarts des boxeurs, ensuite parce que le garçonnet est encore un peu comme l'enfant, querelleur et sans pitié. On se contentera donc jusqu'à cet âge des exercices de vitesse et de précision qui préparent cette défense.

A partir de la puberté, le danger le plus à craindre est l'abus vénérien, dans le Midi plus que dans le

Nord. On rappellera aux jeunes gens que la *continence* est une des conditions premières de la croissance. Chez les Suèves, les plus grands et les plus
forts des peuples barbares, d'apparence effrayante
à côté des Romains (*ingenti magnitudine corporum
Germanos*), il était honteux d'avoir commerce avec
les femmes avant vingt ans. J.-J. Rousseau en a
fait une loi de nature quand il a dit, dans *Emile* :
« Jusqu'à vingt ans, le corps croît, et il a besoin
de toute sa substance : la continence est alors dans
l'ordre de la nature ; après vingt ans, un devoir de
morale. »

Enfin on rappellera aux jeunes citadins, que les
sorties de nuit dont ils sont de plus en plus coutumiers altèrent profondément leur santé, et les
rendent très inférieurs en taille et en beauté aux
filles du même âge, forcément plus retenues : le
contraste est déjà très frappant dans certains quartiers de Paris et communes de banlieue. Il suffirait
aux jeunes gens fortement organisés et très culti-
vés, de faire un excès de temps à autre, ne serait-ce
que pour montrer que « dans la débauche même ils
surpassent leurs compagnons (incultes), et qu'ils
cessent de faire le mal non à faute de force, mais
à faute de volonté », comme le veut Montaigne.

Quelques-uns en arriveraient ainsi à cette
« merveilleuse nature » qui permet de supporter « sans intérêt de sa santé » les conditions de vie les plus diverses, ainsi qu'Alci-

biade, « aussi réformé à Sparte que voluptueux
en Ionie ».

§ 6. — Age adulte (vingt-quatre à quarante-huit ans).

Afin d'éviter l'abus des exercices, vers lequel
tendent la plupart de ceux qui en font, j'ai toujours
conseillé une très grande modération : *ce que l'on
n'obtiendra pas chez l'individu, on l'obtiendra dans
la race.* Mais il faut pour cela que la *procréation des
enfants*, qui doit assurer la transmission des progrès
acquis et constitue, pour cette raison, l'acte familial
et social le plus important, ne soit plus livrée au
hasard. Elle doit être précédée, pendant trois semaines au moins, d'exercices légers, sans fatigue,
de nourriture plus alibile qu'abondante, d'abreuve-
ments modérés et surtout de *continence absolue.*

Des jeux au grand air on conservera l'entraînement au but entre hommes du même
âge, et le tennis, le lancement du disque et du
poids, qui compléteront très heureusement la
marche du matin et les deux ou trois courses
hebdomadaires du soir. Les exercices de chambre
aux élastiques avec intermèdes d'altères, deviennent tellement importants qu'il est du devoir des administrations ou des particuliers
d'accorder à leurs employés de bureau une petite

heure, de trois heures et demie à quatre heures
et demie je suppose, pour qu'ils puissent s'y
livrer. Si le sédentaire a le soin en outre de marcher le matin en allant à son bureau, de courir
un peu le soir, une fois libéré, et de jouer en
plein air l'après-midi du dimanche qu'on lui
doit, et celle du jeudi qu'on lui donnera certainement un jour, il acquerra toute la vigueur
physique compatible avec sa constitution et sa
fonction.

§ 7. — Déclin (quarante-huit à cinquante-huit ans).

L'exercice est surtout utile pendant la jeunesse et pendant le déclin ; pendant la jeunesse
pour construire l'édifice, pendant le déclin pour
le soutenir : s'il est un âge où, suivant la
maxime de Vauvenargues, « il faut entretenir la
vigueur du corps pour conserver celle de l'esprit », c'est bien certainement le déclin et la
vieillesse. C'est donc bien à tort que la plupart
des sédentaires considèrent comme inutile de
s'exercer à partir de la cinquantaine et même
beaucoup plus tôt.

Les jeux de plein air diminueront encore
d'importance, mais la marche matinale, la

course vespérale et les exercices de chambre aux élastiques seront toujours les mêmes. Plus que jamais le muscle sera mis au service des viscères, surtout dans les pays du Nord où *la joie est faite avant tout de vigueur physique.* Plus que jamais on aura recours au *balancement d'énergie* que donne le jeu alternatif des principaux organes : on n'étudie jamais mieux qu'après s'être exercé, et l'on ne s'exerce jamais mieux qu'après avoir étudié ; de temps à autre on se reposera complètement l'après-midi pour canaliser vers l'estomac l'énergie accumulée ailleurs : ce sera le *travail des viscères,* comme disait Hippocrate.

C'est le moment de signaler le *frottement humide chaud hivernal,* que j'avais conseillé bien avant de connaître les avantages qu'en avaient tirés les Japonais dans la guerre de Mandchourie.

Lorsque, à la suite de froids prolongés et intenses, le système régulateur de la température se fatigue et *s'engourdit,* il convient de le réveiller par une application chaude que l'on fait le soir, à la rentrée, vers cinq ou six heures, dans une chambre chaude ou mieux dans le rayonnement d'un foyer. Mais il ne faut pas abuser de cette méthode hydriatique ; ne jamais faire plus de deux applications

12*

par semaine, et y renoncer dès que le beau temps revient. La douche chaude, que prennent nombre de boxeurs, pour laver et assouplir, est la forme la plus puissante de l'ablution chaude[1].

A propos de la vie sexuelle chez le déclinant, je ne dois pas seulement prêcher la continence : il semble que, pour un homme de cinquante ans, un rapprochement tous les cinq jours, avec quelques repos, çà et là, doive suffire aux plus vigoureux, sans qu'il y ait une régularité absolue dans un acte aussi diversement influencé (c'est-à-dire une *soixantaine de rapprochements par an*); je dois aussi et surtout mettre en garde contre une continence exagérée.

A la force de l'âge l'activité génitale se maintient pour ainsi dire toute seule; au déclin, elle a besoin de s'exercer, dans certaines limites : le repos complet, c'est le *tarissement*. Rabelais a traduit cela en formules incomparables que je ne puis, regrettablement, reproduire ici[2].

Le déclinant ne renoncera donc pas trop tôt à la *vie sexuelle :* elle donne, quand elle n'est pas excessive, du *cou et de la couleur ;* et il choisira, parmi les mouvements aux exerci-

1. Friction et douche chaude préparent admirablement un massage très complet à l'huile d'olive surfine. Les déclinants feraient bien de combattre ainsi, une fois par mois, le raidissement inévitable de leur corps par les progrès de l'âge.

2. Pour plus de détails, voir mes deux articles sur la *Vie sexuelle*, dans le journal *la Boxe et les Boxeurs*.

seurs, ceux qui maintiennent la différenciation
secondaire, les *beautés masculines* si menacées
par l'âge. Il développera en particulier les
muscles du cou, surtout les extenseurs de la
tête, dont la régression laisse un creux signifi-
catif ; le deltoïde, si prompt à s'affaisser ; les
pectoraux, qui ne paraissent se maintenir que
parce qu'ils s'infiltrent de graisse ; les abdominaux, qui se cassent à leur attache supérieure
et laissent tomber le ventre ; enfin les muscles
de la masse commune, ce rable tant prisé des
éleveurs, parce qu'il n'est que chair et que sang.

§ 8. — Vieillesse (cinquante-huit ans et au-dessus).

Vauvenargues a dit : « peu de gens savent
être vieux » ; je crois plutôt le contraire :
d'habitude nous nous laissons facilement « ap-
privoiser, » par la vieillesse, et nous nous
courbons docilement sur son triste sillon. Cependant la plus simple observation prouve que
tandis que certaines parties du corps diminuent,
d'autres augmentent ; par instants celles-ci do-
minent tellement celles-là qu'il en résulte une
véritable *renaissance*. Cela est indiscutable dans

les croissances tardives : j'ai constaté des augmentations de 6 à 10 centimètres du périmètre
sous-pectoral chez des gens de quarante ou
cinquante ans et plus, sur moi par exemple;
des augmentations de 2 centimètres de la cir-
conférence du poignet; enfin on a signalé de
nouvelles dents chez des centenaires, comme si
chez les individus bien organisés, la nature ne
pouvait assouvir son désir de renaissance. Ainsi
donc *il n'y a pas de vieillesse absolue, nous
recommençons toujours à vivre ;* et l'exercitation
corporelle, qui commence aussitôt la formation,
ne doit finir qu'à la mort.

J'ai dû fixer à cinquante-huit ans l'entrée
dans la vieillesse; mais, en réalité, l'amélio-
ration du bien-être et l'exercice raisonné
peuvent la reculer de six ou sept ans. Je considère même que le but principal de la culture
physique est d'augmenter ainsi la maturité aux
dépens de la vieillesse : c'est dans la **durée de la
vie active** tout entière et non dans les effets d'un
jour, qu'on doit chercher le **critérium** des diverses
méthodes de développement corporel.

Non seulement la vieillesse est ainsi abrégée,
mais elle ne comporte guère de décrépitude :

l'organisme, habitué à une grande vigueur, devient pour ainsi dire incapable de s'entretenir par de petits moyens. Ainsi, pas de *mourante vie* comme dirait La Fontaine : *ou la vie vivante ou la mort*.

Bien que je n'aie pas à m'occuper ici d'alimentation je dirai, en raison des tendances actuelles, que peu de vieillards ont la constance sanguine suffisante pour supporter impunément l'abreuvement exclusif par l'eau. Il faudra donc avoir recours encore aux bouillons et soupes qui sont, en outre, peptogènes, et au bon vin, qui possède, en dehors de son action tonique, l'avantage inappréciable de diminuer la charge alimentaire. Je conseille aussi une petite quantité de viande rôtie saignante, pour limiter la régression de la chair et l'appauvrissement du sang.

Quant à l'exercice, la marche du matin et les promenades du jour ne suffisent pas ; il leur faut ajouter la course, qui combat plus efficacement l'affaiblissement du cœur, l'appauvrissement du sang et l'infiltration grasse, en particulier celle du *foie* : c'est le *grand exercice de Jouvence*. Mais il faut avoir soin de s'y livrer toujours plus modérément et toujours plus tard dans l'après-midi : une demi-heure de re-

pos complet suffit à rétablir le calme, avant le
dîner (souper). On continuera aussi les exercices de chambre aux appareils élastiques, ne
serait-ce qu'au point de vue calorifique en hiver, et circulatoire en toute saison. Sous notre
climat, le froid est le plus grand ennemi des
vieillards, aussi bien que des enfants du premier âge. Pour s'en défendre il faut, ou se cal-
feutrer tout l'hiver dans la cellule chaude que
le frileux Voltaire demandait en émigrant vers
le nord, et qui ne pouvait convenir qu'à des
hommes ayant, comme lui, réduit à presque
rien la vie physique ; ou se promener dans des
appartements larges et somptueux, comme le
faisait le non moins frileux Buffon au Jardin des
Plantes, ce qui exige à la fois une grosse for-
tune et le goût de la claustration ; ou s'exercer aux développeurs, aux altères, au tube
exerciseur aux heures déjà indiquées, et aussi,
un instant, toutes les fois qu'on va affronter un grand froid. En combinant ces exercices aux applications froides, on en arrive
à rechercher le froid plus qu'à le fuir ; on
évite tout au moins les rhumes à répétition, qui
préparent le lit de la tuberculose, et la pneu-

monie, grippale ou simple, tellement fréquente
dans notre région que Péters la considérait
comme la « fin naturelle des vieillards ».

Le vieillard ne doit pas fréquenter que des
vieillards ; Victor Hugo fait dire bien justement à Ruy Blas :

> Je crois que la vieillesse arrive par les yeux
> Et qu'on vieillit plus vite à voir toujours des vieux.

Platon leur ordonne même d'assister aux
exercices, danses et jeux de la jeunesse pour
se réjouir, en autrui, de la souplesse et beauté
du corps qui n'est plus en eux. D'ailleurs, chez
les anciens, un homme d'âge de très haute
condition n'était pas déplacé au milieu de la
jeunesse : Epaminondas, « le plus grand des
Grecs », se mêlait à la danse des garçons de sa
ville, et Socrate, « le meilleur ami de la vérité », jouait aux noisettes avec des enfants.

J'ai constaté souvent sur moi et sur d'autres
hommes d'âge, l'effet moral que produit la seule
vue des exercices : après avoir assisté à une
partie un peu chaude de football, d'association surtout, je sens le besoin de courir, et
je fais mes 400 mètres habituels avec une

grande aisance. Cet effet s'étend parfois jusqu'aux détails de l'exercice. La puissance de
l'imitation est telle que l'on voit des jeunes gens
n'ayant jamais fait de boxe, mais seulement
assisté fréquemment à de très durs assauts, en
battre d'autres qui pratiquent régulièrement ce
sport. Pour cette raison, je conseille plus haut
à tous ceux qui veulent se distinguer dans le
grand art de la défense, de regarder beaucoup
ceux qui sont plus forts qu'eux.

Naturellement que, pour s'exercer fructueu-
sement, le vieillard doit par ailleurs économiser
ses forces : parler peu et dormir beaucoup.

Ce que je viens de dire s'adresse à la petite
vieillesse (cinquante-huit à soixante-treize ans).
De là à quatre-vingts ans, c'est la *grande vieillesse*, et l'exercitation corporelle se réduit à des
promenades et *distractions musculaires :* développeurs élastiques; jardinage sur sol labouré
par d'autres; soins du ménage, ne serait-ce que
pour aider sa compagne, qui n'est pas jeune
non plus; mise en place des divers objets, dans
et hors la maison : le vieillard se plaît beaucoup, d'habitude, dans ce rôle de *rangeur*...

Je n'ai pas à m'occuper ici de la vie intellectuelle. Je dois prévenir néanmoins que s'il n'est pas, sur les vieux jours, de *plus grande distraction, au besoin de plus grande consolation que la culture physique*, il n'est rien non plus qui rende plus difficile dans le choix des œuvres de l'esprit : on ne goûte plus que celles qui sont tout à fait intéressantes ou supérieurement écrites. Par suite l'homme qui conservera très avant dans la vie les exercices que j'ai préconisés plus haut, sera obligé en même temps d'édifier dans son cerveau, au point de vue scientifique, littéraire et artistique, un *véritable temple de raretés*.

Vient enfin la *caducité*. C'est alors seulement qu'on devra dire avec Ronsard :

> Nul passe-temps de ma jeunesse
> Ne m'accompagne en ma vieillesse,
> Que le *lit, le feu et le vin.*

Cette période finale de la vie sera très courte sous notre climat pour l'homme bien exercé, puisque la mort, selon moi, doit arriver entre quatre-vingt-deux et quatre-vingt-cinq ans. J'ai même remarqué que beaucoup d'individus, hommes et femmes, très vigoureux dans leur

vieillesse, meurent d'hémorragie *foudroyante*
(apoplexie) vers soixante-dix-huit ans. Dans l'un
comme dans l'autre cas, le travail nécessaire à la
suffisante vie, ainsi que disait Babeuf, ayant com-
mencé à treize ans et fini à soixante-treize, la *vie
active aura duré au moins soixante ans*. Avouez
qu'après avoir travaillé ainsi on peut « tourner
le dos à la compagnie » sans crainte et sans
regret.

LIVRE II

CULTURE PHYSIQUE DE LA FEMME

CHAPITRE I

DE L'EXERCICE MOYEN OU CULTURE PHYSIQUE PROPREMENT DITE

L'homme doit être *juste* et la femme *belle*. L'homme doit être juste pour gouverner le monde; la femme belle pour le perpétuer. Là est sa fonction, dit Rabelais : « en la forgeant, la nature a eu surtout pour but la *sociale délectation* de l'homme et la perpétuité de l'espèce humaine » ; là est son bonheur, dit Cabanis : « le bonheur des femmes dépendra toujours de l'impression qu'elles font sur les hommes » ; là est enfin le secret de sa domination spirituelle : « la beauté se présente au-devant du jugement et le séduit; Phryné perdait sa cause entre les mains d'un excellent avocat lorsque, ouvrant sa robe, elle corrompit ses juges par l'éclat de sa beauté ». Celle-ci mérite bien alors le nom de *courte tyrannie* que lui donnait Socrate.

Après la beauté le *nourrissement :* la femme doit

vivre avec une alimentation moins excitante et moins alibile que l'homme; et mettre plus facilement en réserve les principes qui en proviennent. Beauté et bonté sont ici inséparables, puisque l'homme recherche surtout chez la femme les formes douces et arrondies, qui traduisent au dehors un engraissement modéré.

Après la santé le *jugement*, a dit Spencer; mais la femme le laisse de plus en plus à l'homme, pour lui plaire tout autant par la différence de l'âme que par la différence du corps. Le mal n'est pas aussi grand qu'on le croit : il faut à la femme plus d'aptitudes concrètes que d'abstraites et de petit jugement que de grand, pour diriger son *petit milieu;* et la grande difficulté pour elle réside plutôt à *surmonter la difficulté d'obéir*, comme le voulait Aristote. J'ajoute qu'au point de vue de la reproduction, l'alliance la plus heureuse est celle d'un homme d'un très grand jugement avec une femme d'un très grand cœur; et comme le *caractère* dépend plus de celui-ci que de celui-là, il n'y a rien d'étonnant à ce que l'avenir d'un enfant dépende plus de la mère que du père; et que la plupart des grands hommes aient eu spontanément pour celle qui les avait portés et plus encore portés et nourris, un culte exceptionnel.

Toute culture physique qui ne tient pas compte des conditions précédentes est dangereuse, si ce n'est contre nature. Méfiez-vous donc, ici comme ailleurs, de cette tendance à l'égalité des sexes qui veut les rendre tributaires des mêmes moyens de perfectionnement ; laissez les femmes riches et les femmes acrobates faire des exercices et du sport à la façon des hommes ; et ne prenez dans la culture corporelle que ce qui est possible et avantageux à la *ménagère*, c'est-à-dire la marche matinale, les exercices de chambre du soir et les jeux de plein air.

Plus encore que pour l'homme, la marche est l'exercice essentiel ; et si je pouvais seulement, en publiant ce livre, décider la plupart des femmes à se promener le matin en plein air, ne serait-ce qu'une demi-heure, je me trouverais satisfait. Il ne faut pas beaucoup de temps pour cela : au saut du lit, six heures au jour moyen, petite toilette ; à sept heures, petit déjeuner ; repos, dix minutes ; sortie et marche ; retour, huit heures. Que les ménagères qui se calfeutrent toute la matinée dans l'air vicié et la poussière des appartements, se résolvent à cet exercice, et elles verront le changement qui se fera dans leur figure : à la rigueur une promenade d'un quart d'heure suffirait à *lustrer la peau*.

On ne saurait parler *course* avec les femmes
complètement formées : « Ce n'est pas la seule
chose qu'elles fassent maladroitement, dit
J.-J. Rousseau, mais c'est la seule qu'elles
fassent de mauvaise grâce » ; et tout ce qu'on
pourra obtenir d'elles sera : deux parties de
tennis, une le jeudi, l'autre le dimanche, pour
les plus aisées ; et une seule partie, celle du
dimanche, pour les autres, vers quatre ou cinq
heures au jour moyen.

Les exercices de chambre auront lieu l'après-
midi entre trois heures et cinq heures, trois
fois par semaine au moins. Ils comprendront
les exercices qui développent le sein, le mollet,
la cuisse et les fesses, suivant la règle « donnée
aux dames de tout temps, dit Montaigne, de
prendre les jeux et exercices du corps selon
l'avantage de ce qu'elles ont de plus beau ».

Pour développer le *sein*, elles combineront
les exercices à mains libres et les exercices aux
élastiques ; les premiers consistont à porter le
bras en dedans et un peu en avant, pendant
que l'on tient de l'autre main et à pleine main,
les pectoraux contractés. On peut aussi faire l'abduction et l'abaissement du bras en buttant les

pectoraux de la main appliquée en dessous. Les seconds sont représentés par les figures 14, 15, 16 et 17. Il est bien entendu que ces mouvements n'excluent pas absolument les autres, et qu'ils sont simplement la *dominante de l'exercice :* le petit développeur est ici supérieur au grand.

Pour fortifier le *mollet* dans sa partie haute, les femmes marcheront sur la pointe du pied, à la façon des danseuses; pour le descendre un peu tout en le grossissant, elles se soulèveront et s'abaisseront alternativement sur les orteils : en se plaçant sur le bord libre d'une planche, le mouvement s'étend et les muscles s'allongent.

Pour développer la *cuisse* on peut avoir recours, selon les circonstances, à l'intermède 5ᵉ, qui fortifie surtout le haut, à l'intermède de Gulam, qui fortifie plutôt l'avant, et à l'exercice de l'escalier, qui agit sur l'ensemble.

Pour développer les *fesses*, toutes les extensions du tronc sur les jambes sont bonnes ; elles sont fréquentes dans les exercices de chambre (*fig.* 4, 5, 6, 7, 22, 46, 47, et intermèdes 4 et 5).

Il n'est pas besoin de choisir des modèles de beauté dans les statues grecques ; on en trou-

vera de plus remarquables, tout au moins de
plus vrais, parmi les femmes de nos jours qui
se sont livrées à la culture physique (*fig.* 82-83).

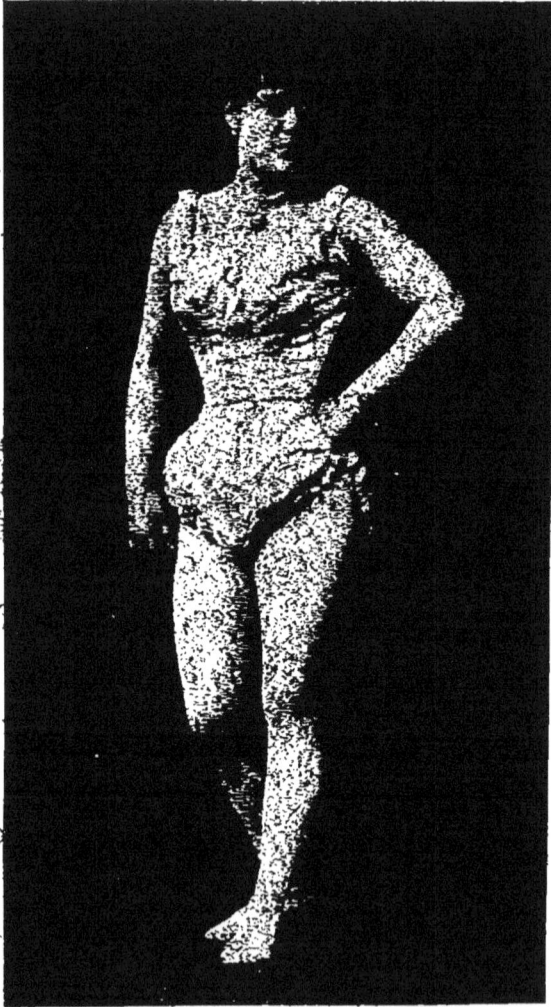

FIG. 82. — Miss Vonare.
(Journal *la Culture Physique.*)

Plaute a eu bien tort de dire que la plus ex-
quisesenteurd'une femme est de ne sentir rien.
Toute femme bien portante doit répandre une
bonne odeur : c'est même là un excitant sexuel

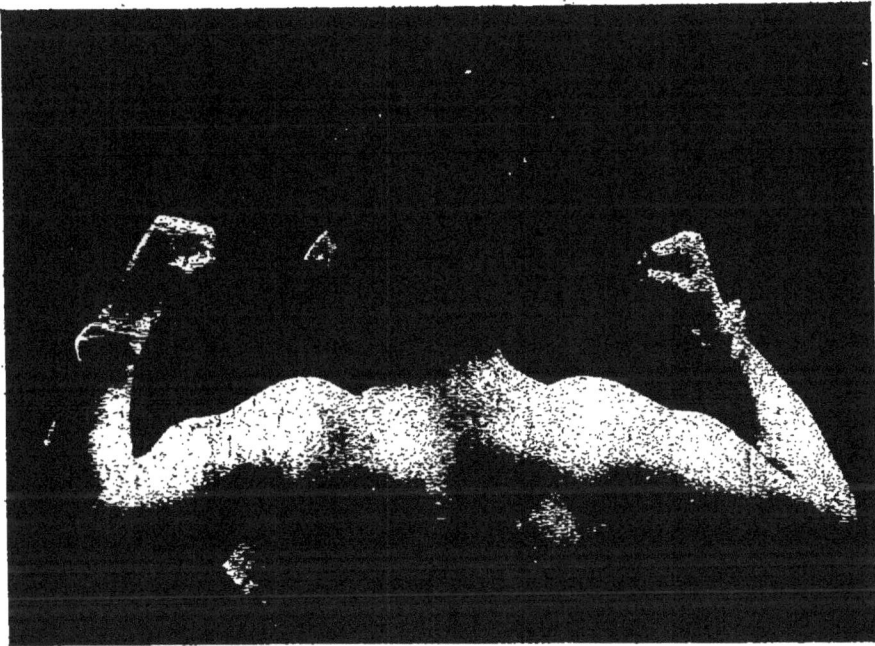

FIG. 83. — Miss Robinson.
(Journal *la Culture Physique*.)

de premier ordre. Elle s'efforcera donc, par
l'exercice au grand air, marche ou jeux, et par
les exercices de chambre poussés jusqu'à *sudation légère*,dedépoisonner complètement l'organisme,de façon à obtenir à la fois le teint incar-

13*

nat brillant et l'odeur suave. Et si cette dépuration, jointe à la dépuration rénale et intestinale,
reste insuffisante, une *pointe d'odeur* artificielle
deviendra nécessaire.

La femme ne sera jamais bien habile du pied
et du poing, et elle hésitera toujours à se servir d'armes artificielles. La *self-defence* con-
sistera pour elle dans des coups aux yeux et dans
des prises à la gorge et aux doigts. On lui mon-
trera qu'un parapluie, manié à la façon d'un
fusil à baïonnette, est une arme terrible quand
on a soin de frapper de bas en haut dans l'estomac et dans la figure, avec une grande vitesse.

Il est même permis aux plus timides d'avoir
toujours sur elles un peu de *poudre aveuglante*
qu'elles ne lanceront, bien entendu, qu'en cas
de nécessité absolue.

CHAPITRE II

DE L'EXERCICE SUIVANT L'AGE
OU ÉDUCATION PHYSIQUE

Jusqu'à sept ans la fille diffère peu du garçon et se livrera à peu de chose près aux mêmes exercices que lui ; par ordre la marche quadrupédale, la reptation, les petits jeux de vitesse (cache-cache, cerceau, etc.), les petits jeux de transport avec brouette ou voiturette. A sept ans, garçon et fillette rentrent dans l'humanité, et la divergence des exercices commence. Pour la fillette, ce sera la promenade matinale et les jeux d'après-midi, particulièrement les rondes en plein air et les jeux de balle à main. Vers treize ans, on introduira la courte paume ou le tennis, et la promenade du matin deviendra régulière, de 3 kilomètres environ : la jeune fille marchera dans une attitude légèrement penchée, de façon à ne pas accentuer les courbures rachidiennes, à fortifier les muscles abdominaux et à ne pas trop fatiguer le plancher pelvien (Doléris).

Il ne faudra pas retarder davantage la *gymnastique rythmique*, dont le but, d'après Dalcroz qui l'a hautement systématisée, est le *perfectionnement de la force et de la souplesse des muscles dans les proportions de temps et d'espace*. Cette gymnastique comprend la *mimique* et la *plastique*. Elle commence par des exercices d'équilibre qu'on devrait bien imposer aux garçons du même âge : se tenir sur une jambe, corps en avant et corps en arrière, porter le corps de divers côtés à la façon suédoise, sans cependant exagérer la flexion en arrière, qui étend démesurément les parois abdominales. Elle se continue par des exercices généraux : faire un mouvement de l'un des bras, tandis que l'autre bat la mesure, s'agenouiller et se relever en rythme avec mouvements variés des bras, etc.

Cette méthode d'*indépendance* des mouvements n'était pas absolument inconnue en France : on la retrouve dans les jeux les plus simples ; elle est enseignée dans les écoles sous le nom d'*exercices dissymétriques :* les derniers manuels portent un jeu de balle où le garçonnet lance

une balle d'une main tandis qu'il en reçoit
une autre de l'autre main. Mais il ne faudrait
pas aller trop loin dans cette voie sous peine
d'en arriver à une complication de mouvement
digne seulement des musiciens instrumentistes
et des jongleurs équilibristes. S'il est une chose
qui doive être simple et facile, c'est bien la
culture physique. Quand elle aura donné la
santé, la beauté et la force désirables, chacun
sera libre de greffer sur ce fonds commun la
spécialité d'exercices qui lui conviendra ou qui
lui plaira.

Dès l'âge de quinze ou seize ans, la jeune fille
travaillera assidûment et sans vanité aucune, à
sa *beauté*. Elle obtiendra celle du teint par les
exercices de plein air et une alimentation suffisamment *animarienne :* le régime végétarien
exclusif tend plutôt à donner une peau rugueuse
sèche et terne, s'épaississant beaucoup par le
travail et l'âge, et finalement se labourant de
rides. La jeune fille obtiendra le musclement
nécessaire à l'aide des exercices de chambre aux
élastiques et à mains libres, déjà signalés ; l'intermède 5, conseillé tant de fois, lui permettra
de développer extraordinairement le plancher

pelvien que Doléris, en accoucheur expérimenté, trouve toujours trop faible.

Il n'est pas de beauté imposante sans une certaine taille ; et si l'alimentation et les exercices de santé ne suffisent pas à la donner, il faudra avoir recours aux exercices directs de grandissement. Dans le cas d'une taille trop élevée relativement au poids, on aura recours à une alimentation plus grossière, fortement calcique, plus riche en légumes secs qu'en viande, et aux exercices de rapetissement déjà signalés. Ce cas est maintenant fréquent dans les villes, par suite de la réduction des aliments se digérant principalement dans le gros intestin.

Enfin il n'est pas de beauté sans une certaine proportion des diverses régions du corps. Si les jambes sont courtes, les exercices de locomotion suffiront à les allonger; si c'est le buste (normalement il doit être plus grand que chez l'homme, toutes proportions gardées), une nourriture très animale et des exercices du tronc seront recommandables. Cependant on usera très modérément des viandes rouges avant seize ans, plus encore chez les filles que chez les garçons. L'on se conformera ainsi à la méthode

américaine dont j'ai pu apprécier, sur des
athlètes venus à l'Exposition de 1900, les effets
merveilleux : *des végétaux d'abord, pour le
format ; de la viande, plus tard, pour le sang.*

Beaucoup de jeunes filles au corsage court,
combattent spontanément cette difformité en
faisant de l'étirement, mains sur les hanches ; en
même temps la poitrine se bombe, ce qui ne
peut que contribuer à la beauté.

Rien de plus facile pour la femme que d'obtenir
le muscle nécessaire ; le dépôt de chair, un peu
grasse il est vrai, s'y fait même beaucoup plus
vite que chez l'homme. Le démusclement est
plus difficile ; on l'obtiendra surtout par l'élongation aux appareils et à mains libres (méthode
suédoise) et par l'exercice des massues. Mince
ou grosse, les exercices plastiques lui donne-
ront l'habitude des belles attitudes et tiendront
à rétablir l'harmonie des diverses régions : la
danse sous toutes ses formes est pour la femme
le premier des exercices plastiques.

Le mariage arrive, tout change : la jeune fille
avait quelques loisirs ; la femme mariée n'en a
plus, à moins d'être riche. Il semble cependant
qu'elle accorde trop de soins à la propreté de

son intérieur, et pas assez à sa santé, dans les villes tout au moins. Au lieu de nettoyer sans arrêt toute la matinée, elle devrait prendre une demi-heure pour la promenade en plein air. Ses enfants, qu'elle maintient auprès d'elle dans la poussière des chambres, tireraient aussi un grand profit de cette sortie matinale. Fatiguant moins le matin elle pourrait, l'après-midi, faire des exercices de chambre, ne serait-ce que pendant dix minutes, et jouer à la balle en plein vent.

Il est bien entendu que toute culture physique est impossible si la femme n'a pas un minimum de bien-être, et si elle est livrée sans frein à la fonction la plus élevée, mais aussi la plus pénible, la *maternité*.

A la femme fatiguée par les soins du ménage je conseillerai, plus encore qu'à l'homme, le repos en position couchée, ne serait-ce que pendant une dizaine de minutes, de préférence le matin un peu avant le repas de midi. Il semble que le diaphragme, soulagé du poids des viscères, se détend et se contracte plus à fond; et que le sang veineux accumulé dans les réservoirs sanguin (origine de la veine porte, foie, rate, etc.) soustrait à la gravité, revient plus vite vers la poitrine et le cœur[1]. Ce qui est indiscutable, c'est que les respirations profondes qu'on fait alors spontanément, produisent une sensation de bien-être qu'on n'éprouve jamais dans la position debout.

Avec l'âge la femme tend à prendre de l'embonpoint, et les moyens d'amaigrissement qu'elle met habituellement en usage (réduction de la nourriture, médications diverses) ne vont pas sans rides et sans flétrissures. C'est que, chez elle plus encore que chez l'homme, il n'y a d'amaigrissement physiologique que celui que donne la *sudation par l'exercice*. Ainsi donc, deux ou trois fois par semaine, la femme grasse s'imposera une sudation abondante, tantôt par les exercices de chambre aux élastiques, à la rigueur au tube exerciseur, et tantôt par des jeux en plein air, pour que toutes les régions du corps contribuent à la dépuration.

La femme, même quand elle engraisse, est très exposée avec l'âge à l'amaigrissement des clavicules, aux *salières* comme on dit; et c'est

1. Il semble aussi que les sommets du poumon fonctionnent beaucoup plus complètement que dans la position debout, ce qui serait très avantageux contre certaines formes de tuberculose.

là une grande laideur, que l'on rencontre aussi
chez beaucoup d'hommes. Pour l'éviter, tout
au moins pour l'atténuer considérablement il
faut avoir recours, d'un côté aux mouvements
qui développent tous les faisceaux musculaires

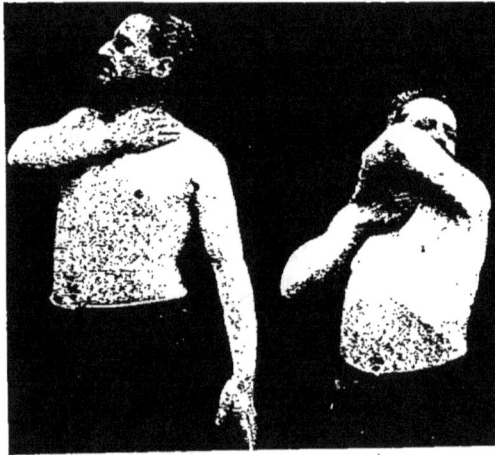

Exercice claviculaire.
Fig. 84. — Départ.   Fig. 85. — Arrivée.

s'attachant à la clavicule, et l'exercice que j'ai
imaginé dans ce but fait merveille (*fig*. 84 et 85);
de l'autre à la compresse froide régionale, qui
engraisse forcément la peau de cette région et
les parties sous-jacentes (*fig*. 86).

Malgré tout l'*indifférence* est à craindre dans
le mariage, et la femme devra, pour *plaire le
plus longtemps possible* :

1° Prendre un mari de sept ans environ plus âgé qu'elle ;

2° Eviter par tous les moyens (chambres séparées, les lits tout au moins, discrétion des caresses...) les contacts permanents : pour tenir l'amour en haleine, Lycurgue décréta que les mariés ne pourraient se voir qu'à la dérobée ; plus tard on imagina des voyages : les mariés allaient voir des oncles ou des tantes, bien qu'ils n'eussent le plus souvent ni oncles ni tantes (Rabelais) ;

3° Ne paraître jamais devant son mari dans une tenue qui puisse lui déplaire, surtout ne pas oublier un peu de toilette au saut du lit ;

4° Conserver la *honte virginale* sans

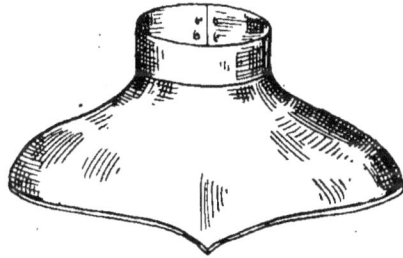

Fig. 86. — Compresse de beauté.

laquelle, dit justement Montaigne, l'amour, tout-puissant qu'il est, n'a pas de quoi se faire savourer ; y ajouter même un peu de défense ; celle-ci est la règle dans la nature : pour la paisible perpétuation de l'espèce, dit Cabanis, l'homme doit attaquer, la femme se défendre ;

5° Enfin cultiver, par les moyens que j'ai indiqués plus haut, aussi bien la beauté du corps que
celle du visage. Si celle-ci est bien, comme le
voulait La Rochefoucauld, *le plus beau de tous les
spectacles*, celle-là n'est pas à dédaigner : elle
consolide bien souvent un amour que la beauté
du visage avait fait naître ; elle brave davantage
les effets de l'âge, et soutient alors un attache-
ment que la figure ridée et flétrie laissait
tomber ; enfin, étant plus cachée, elle engendre
moins vite ce terrible sentiment de *satiété* qui
ne laisse rien après lui.

Et si malgré tout, le Temps, la vie de très
près, obligée pour la plupart des ménages, et
une certaine inconstance du cœur, menacent
de faire leur œuvre, que la femme compte sur
son *bon caractère* et sa *bonne humeur*, tout autant que sur sa collaboration dévouée, pour
remplacer par une solide amitié l'amour perdu.
Il est malheureusement vrai de la plupart des
unions que, si l'amour les commence, l'amitié
seule peut les finir.

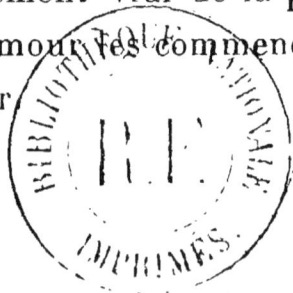

TABLE DES MATIÈRES

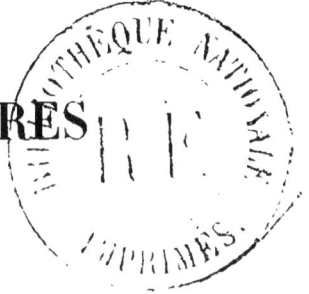

LIVRE PREMIER

CULTURE PHYSIQUE DE L'HOMME

PREMIÈRE PARTIE

De l'exercice moyen ou culture physique proprement dite.

EXERCICES GÉNÉRAUX

EXERCICES SPÉCIAUX

DEUXIÈME PARTIE

De l'exercice suivant l'âge ou éducation physique.

LIVRE II

CULTURE PHYSIQUE DE LA FEMME

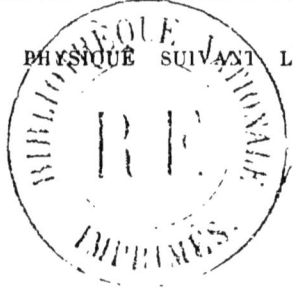

TOURS. — IMPRIMERIE DESLIS FRÈRES.

www.ingramcontent.com/pod-product-compliance
Lightning Source LLC
Chambersburg PA
CBHW060350200326

41519CB00011BA/2094